ÉTUDES

SUR LES

SUBSTANCES GRASSES

CONSIDÉRÉES

A L'ÉTAT NORMAL ET A L'ÉTAT PATHOLOGIQUE

PAR

CAMILLE TAILHEFER

DOCTEUR EN MÉDECINE

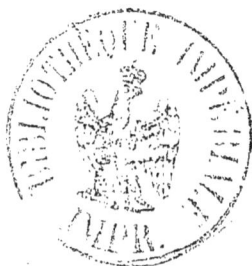

MONTPELLIER

TYPOGRAPHIE DE BOEHM & FILS, IMPRIMEURS DE L'ACADÉMIE
Place de l'Observatoire.

1860

A LA MÉMOIRE DE MON PÈRE.

A LA MÉMOIRE
DE MON FRÈRE ET DE MA SŒUR.

A MA MÈRE.

C. TAILHEFER.

A MON FRÈRE

A. TAILHEFER,

Pharmacien à Capestang.

A MA BELLE-SŒUR.

A mon Oncle PONS et à ma Tante.

A mon Oncle TERRAL,

Pharmacien à Béziers.

A MA TANTE.

A TOUS MES PARENTS.

C. TAILHEFER.

A M. le Professeur BOYER,

Chirurgien en Chef de l'hôpital Saint-Éloi, Chevalier de la Légion d'Honneur, etc.

En reconnaissance de ses bontés.

A MES MAÎTRES.

A MES AMIS.

C. TAILHEFER.

AVANT - PROPOS

Dans les *Commentaires* de M. le professeur Boyer sur la *Physiologie de Stahl*[1], on lit la note suivante :

« Tout ce qui se rattache à la sécrétion graisseuse, normale ou pathologique, présente un grand intérêt ; il serait utile de réunir les travaux nombreux publiés à ce sujet, de les compléter, et d'établir les lois assez simples qui régissent cette fonction.

»Pour cela, il faut mettre à profit : 1° les résultats obtenus par ceux qui pratiquent plus ou moins empiriquement et sur une grande échelle l'engraissement

---

[1] Voir Argument de la Physiologie de Stahl, par M. le professeur L. Boyer. Montpellier, 1860, pag. 93.

de certains animaux (oies, canards, porcs, etc.);
2° ceux que donne la méthode anglaise de l'entraînement pour produire chez l'homme un amaigrissement
rapide; 3° les cas d'engraissement et d'amaigrissement
survenant sans que nous les recherchions ou malgré
nos efforts pour les empêcher; 4° les hypertrophies
graisseuses de certains organes tenant à une diminution et à un vice de leur nutrition (ramollissement gras
des muscles, des os, des viscères, etc.). On verrait
alors la lutte de l'organisme contre un état anormal
qui lui est imposé, lutte où il déploie les forces régu-
lières de son dynamisme vital, qui triomphe parfois
de tous les obstacles. Ainsi, j'ai vu à Strasbourg, dans
mes études spéciales sur l'engraissement des oies,
plusieurs sujets absolument réfractaires; d'autres,
déjà très-gras, très-malades, dont le foie était énorme
et le sang réduit à n'être que de la graisse unie à
quelques globules et à un peu de fibrine, étaient pris
de dévoiements graisseux abondants et incoërcibles,
jusqu'au moment où ces crises salutaires les rame-
naient à l'état normal : ils n'étaient plus alors, de
longtemps du moins, susceptibles d'engraissement.

»Ces faits, que j'ai étudiés dans tous leurs détails,
sont bien connus des *engraisseurs*. (Voir à ce sujet
les travaux de MM. Persoz, Boussingault, etc.)

» L'étude des sécrétions graisseuses et de leurs usages se lie à un grand nombre de questions de haute physiologie; Stahl, dans divers écrits, en a posé plusieurs des plus importantes. »

Ces quelques mots nous ont inspiré le désir de nous occcuper des matières grasses qui existent dans les organismes vivants, à l'état normal et à l'état pathologique. Nous n'avons pas pu songer à faire un travail complet sur un sujet aussi vaste et aussi important. Nous nous sommes proposé seulement de mettre en relief quelques-unes des questions intéressantes qui s'y rattachent, et de rassembler des matériaux pour leur solution. C'est ce travail, dont nous reconnaissons les lacunes et les imperfections, que nous soumettons à nos Juges.

Nous avons profité de notre mieux des savantes leçons de nos Professeurs, et nous espérons que leur bienveillante indulgence tiendra compte de notre bonne volonté.

ÉTUDES

SUR

LES SUBSTANCES GRASSES

CONSIDÉRÉES

A L'ÉTAT NORMAL ET A L'ÉTAT PATHOLOGIQUE

———⟨ ⟩———

**Considérations générales sur les substances grasses.—
Importance de leur étude.**

Très-abondamment répandues dans le règne organique, végétal ou animal, les substances grasses forment, dans tous les cas, un groupe réuni par une
série de caractères communs, au point de vue chimique. Ce sont, en chimie organique, les principes immédiats de la deuxième classe, neutres, acides ou
salins, solubles dans l'alcool et l'éther, pas ou fort
peu dans l'eau. Ils brûlent avec une flamme volumi-
neuse, en donnant du noir de fumée sans ammoniaque

ni autres produits azotés. Ce caractère les sépare des acides et des sels d'origine minérale et organique, ainsi que des corps neutres ou alcaloïdes animaux. Sous l'influence des alcalis, ils sont susceptibles de se saponifier, c'est-à-dire qu'ils peuvent se décomposer en un corps neutre (la glycérine) et un acide qui reste combiné avec l'alcali.

Les anciens avaient des connaissances vagues et superficielles sur les substances grasses. Frappés de ce fait si général de leur présence dans tout être organisé, et privés des secours de la chimie, ils avaient cependant pu distinguer comme corps gras les huiles dans les végétaux, et les graisses ou suifs chez les animaux. Mais il était réservé à la chimie moderne de mieux déterminer la nature de ces substances, d'en découvrir d'autres que les anciens n'avaient pas connues, et, par des analyses savantes et fructueuses, de permettre d'apprécier leur rôle dans les organismes vivants.

Parmi les nombreux travaux consacrés à l'étude des corps gras, nous citerons particulièrement les belles recherches de M. Chevreul[1], qui ont ouvert une voie nouvelle, sans oublier les remarquables études de M. Berthelot.

Si, dans le règne végétal, le rôle des substances

[1] Chevreul; Annales de chimie, tom. XCIV.—Annales de chimie et de physique, tom. II et VII.

grasses paraît être secondaire, soit par rapport à l'organisation même de ses espèces, soit par rapport à leurs fonctions, nous les voyons acquérir, chez les animaux, une importance que nous allons essayer de faire ressortir [1].

Formées de toutes pièces par les végétaux, qui ne peuvent puiser dans le sol que des éléments minéraux que leur activité vitale transforme, les substances grasses semblent chez eux être créées surtout pour servir aux organismes animaux. Ceux-ci se les approprient, en effet, pour en faire une partie constituante de leurs tissus.

Les substances féculentes ne s'incorporent point aux parties constitutives des animaux, tandis que les principes gras et les albuminoïdes ou azotés doivent entrer dans leur composition intégrante. Cependant, les albuminoïdes dominent dans leurs tissus solides, où la matière grasse est moins abondante et joue en général un rôle secondaire. Celle-ci est en effet spécialement un produit sécrété : par sa nature, elle est liquide ; sa solidification est moins due à un acte vital qu'à des circonstances physiques, telles surtout que la température. La graisse, chez les divers animaux,

---

[1] Les substances grasses existent en grande quantité dans certaines parties des végétaux et dans quelques espèces végétales (les arbres résineux, par exemple) ; mais elles servent moins à leur usage qu'à celui d'autres êtres de la nature auxquels elles semblent destinées.

se liquéfie à des degrés de chaleur qui ne sont pas les mêmes pour tous, mais qui ne présentent pas un degré d'élévation considérable. Le foie, les mamelles, les follicules sébacés sécrètent des humeurs contenant des quantités notables de principes gras qui y jouent un rôle important à divers titres. La graisse proprement dite joue un grand rôle dans les divers actes de la grande fonction de nutrition. Elle n'est pas seulement, comme l'ont pensé quelques auteurs, un aliment mis en réserve, un aliment respiratoire ; elle est aussi, jusqu'à un certain point, un aliment plastique, réparateur. Nous ferons voir, par la suite, comment elle peut passer sans doute à l'état albuminoïde, de même que les féculents et les saccharins peuvent la régénérer elle-même.

Cependant, elle est essentiellement un élément respiratoire, en raison de sa nature éminemment combustible.

Étalée en couche autour de nos tissus, elle facilite les mouvements des organes, leur sert de coussinet moelleux et protecteur, arrondit les formes et, comme corps non conducteur du calorique, favorise la constance de la température.

Partout où s'accomplit quelque phénomène organique important, nous rencontrons la matière grasse. Chez les végétaux, elle existe principalement dans les graines, autour de l'embryon ; les chrysalides en sont presque entièrement formées, et, dans l'œuf, aux dépens duquel l'oiseau se développe, Payen [1] en a trouvé 33 parties pour 100.

La présence des matières grasses dans les graines est un fait digne d'attention, si on le rapproche de certains phénomènes qui apparaissent lors de la germination, tels que le dégagement de calorique et l'exhalation d'acide carbonique formé aux dépens de l'oxygène de l'atmosphère.

On est ainsi amené à croire que, dans les cellules de la jeune plante, comme au sein de l'organisme animal, les principes gras cèdent alors à un même travail de transformation et se brûlent autour des embryons végétaux, comme dans les tissus de l'économie animale [2].

Ces rapides considérations suffisent pour montrer de prime-abord quelle doit être l'importance des substances grasses dans l'organisation animale. Nous comprendrons mieux tout l'intérêt qui s'attache à leur étude, quand nous aurons plus complètement examiné leurs usages. Pour y parvenir, il faut porter son attention sur les diverses sécrétions qui doivent aux éléments graisseux une notable part dans les fonctions qu'elles remplissent, sans oublier le tissu nerveux, où ces éléments semblent jouer un rôle qu'il est nécessaire d'apprécier.

---

[1] Traité des substances alimentaires, pag. 360. Paris, 1853.
[2] Longet; Traité de physiologie, tom. I, 2e part., fasc. II.

Haller [1], en divisant les humeurs en aqueuses, muqueuses, gélatineuses, huileuses ou graisseuses[2], composées et mêlées, a très-bien compris les affinités qui
les groupaient ensemble. Cet exemple mérite d'être
imité. Pour cè grand physiologiste, l'humeur graisseuse,
dans sa première origine, est de l'eau à demi-graisseuse;
puis l'état graisseux se détermine et se spécialise pro-
gressivement. Les humeurs vraiment graisseuses com-
prennent, dit-il : 1° la graisse, 2° la moelle des os,
3° les humeurs sébacées, 4° la bile, 5° le cruor du
sang, 6° le lait [3].

Nous adopterons cette classification, et, commen-
çant par l'étude de la graisse proprement dite, nous
aurons ensuite à nous occuper successivement des
humeurs sébacées, de la bile et du lait, en insistant
sur les points les plus importants.

Au sujet de la graisse, nous examinerons si elle
nous vient toute du dehors, et, dans ce cas, comment
elle pénètre dans le sang; nous ferons voir comment
l'organisme peut en former de toutes pièces. Prenant
ensuite cette graisse dans le sang, nous la suivrons dans
sa séparation d'avec ce liquide pour se déposer dans
les tissus. Le mode de séparation, le tissu qui la renferme, ses mouvements, nous occuperont tour à tour.

[1] Physiologie, tom. II, pag. 359 et suiv.
[2] *Loc. cit.*, pag. 366 et suiv.
[3] Sur la graisse et la moelle. (Voir Haller; Physiologie, tom. I,
pag. 25, sect. IV, Adeps.)

CHAPITRE PREMIER

Étude de la graisse dans l'état normal.

ARTICLE Ier.

Questions préliminaires.

PREMIÈRE QUESTION.

La graisse qui se trouve chez les animaux vient-elle toute du dehors, ou bien une partie est-elle formée par l'organisme?

Les substances grasses existent aussi bien dans les plantes fourragères ou autres, que dans la chair animale, de sorte que carnassiers ou herbivores en font un usage constant dans leur alimentation. C'est donc dans leurs aliments que les animaux puisent la plus grande partie de la graisse qui se trouve dans tous leurs tissus. Ils la prennent toute formée et l'absorbent en nature. Mais certains organismes animaux ne peuvent-ils pas en former eux-mêmes une partie, lorsque les végétaux en font en abondance? On peut citer des faits qui permettent de répondre par l'affirmative, et cette opinion est généralement adoptée aujourd'hui. Dans la doctrine de Dumas, d'après laquelle le grand acte de la nutrition animale se ramènerait à des actes purement chimiques, la formation ou plutôt la présence de la graisse chez les animaux est facilement expliquée. Cette accumulation de la graisse est assi-

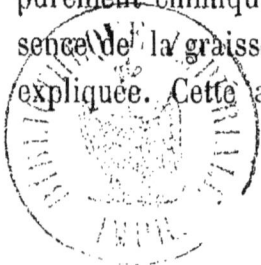

milée à un simple dépôt. Elle est prise toute faite
au sein des végétaux, arrive en nature dans l'intimité
des tissus auxquels elle s'incorpore; car, c'est la loi, le
règne animal puise tout formés, dans le règne végétal,
les matériaux premiers de l'organisme.

Mais en présence de cette théorie, évidemment trop
exclusive, se présente avec le mérite d'expliquer tous les
faits celle de Liebig. Pour ce grand chimiste, la nutrition chez les animaux n'est pas seulement un acte d'absorption pure, de simple dépôt; il faut aussi y reconnaître des phénomènes de véritable transformation des
aliments, phénomènes qui précèdent ou accompagnent
l'assimilation. D'après cela, la graisse peut et doit être
considérée, en partie du moins, comme un produit de
la métamorphose des aliments ou des tissus. Elle se
forme dans l'économie sous l'influence des forces vi-
tales. Pour étayer la première théorie, il aurait suffi
de prouver que, dans tous les cas, la quantité de graisse
renfermée dans la somme des aliments d'un animal
quelconque, représente amplement celle qui peut s'accumuler dans le corps de cet animal pendant un
temps donné. Et d'abord, il est difficile de comprendre
que certains animaux qui se chargent de graisse en
peu de temps, puissent l'emprunter simplement à la
somme de leurs aliments, où elle est relativement mi-
nime ; il faut donc qu'ils en forment eux-mêmes pour
expliquer ce défaut de rapport. Et, en effet, M. Persoz
affirme que l'oie, en s'engraissant, ne s'assimile pas

seulement la graisse contenue dans le maïs, mais qu'elle en forme elle-même une certaine quantité aux dépens de l'amidon et du sucre de maïs, et peut-être à l'aide de sa propre substance [1].

Comment expliquer sans cela cette quantité de graisse developpée en elle, qui est ordinairement plus du double de celle qui se trouve dans le maïs? M. le professeur Boyer a pu vérifier les travaux de M. Persoz; il a fait à Strasbourg, à la même époque que lui, des recherches analogues dans lesquelles il s'est occupé aussi minutieusement de l'état anatomique du sang et des divers organes des oies soumises à l'engraissement artificiel.

La première théorie avance que les aliments dépourvus de matières grasses sont incapables d'augmenter la quantité de graisse que renferment toutes les parties de l'animal qui s'en nourrit. Cette proposition est loin d'être vraie, et les faits de Hubert (de Genève) et de Grundlach prouvent le contraire.

Leurs expériences, instituées à cet effet sur des abeilles nourries exclusivement avec du miel et du sucre, sont concluantes : les abeilles continuaient, malgré cela, à construire leurs gâteaux de cire, et par conséquent sécrétaient de la matière grasse.

Dumas, frappé des résultats de ces expériences, qui allaient contre sa manière de voir, et voulant tenir

---

[1] Comptes-rendus de l'Académie des scienc., tom. XVIII. p. 245.

compte de tous les faits, les reprit lui-même et arriva
à cette conclusion: que les abeilles ne produisent pas
plus de cire, soit sécrétée, soit contenue encore dans
leurs tissus, que le miel qu'on leur donnait ou leur
propre corps n'en renfermaient primitivement.

Toutefois, Dumas insistait sur la difficulté de pareilles
appréciations et reconnaissait qu'il pouvait exister
quelques doutes sur les résultats de ses expériences;
plus tard , en présence de faits nouveaux bien observés, il a admis cette exception à sa théorie.

Une oie maigre, dit Liebig[1], pesant 4 livres, augmente de 5 livres dans l'espace de trente-six jours,
pendant lesquels on lui donne pour l'engraisser 24
livres de maïs ; au bout de ce temps, on peut en ex-
traire 3 livres et demie de graisse. Il est évident que
la graisse ne s'est point trouvée toute formée dans la
nourriture, car les 24 livres de maïs ne renferment
qu'une petite partie de la matière grasse que l'animal
a acquise pendant les trente-six jours. Les expériences
qui ont été faites sur des herbivores ont amené des
résultats contradictoires.

Playfair[2] a vu que le beurre contenu dans le lait
des vaches dépasse toujours la quantité de matières
grasses contenues dans les divers aliments ingérés.
Mais il a pris pour base de ses calculs les nombres

[1] Chimie organique, trad. de Gerhardt.
[2] Annuaire de chimie, 1845, pag. 547.

des analyses de Liebig et Vogel, qui ont trouvé dans
100 parties de foin 1,56 de matière grasse, tandis que
Boussingault en retire 3,8 pour 100 de matière so-
luble dans l'éther. Même désaccord pour l'avoine :
Playfair ne trouve que 2 pour 100, et Boussingault
5,5 pour 100. Comme on le voit, ce dernier, en prenant des nombres plus forts, arrive nécessairement à
une conclusion contraire et dit que la graisse des
aliments excède toujours celle du lait et des excréments.

L'organisme de la vache n'en sécréterait donc pas
et n'en formerait pas de toutes pièces. Si l'erreur ne
s'est pas glissée dans les analyses délicates faites par
des chimistes aussi éminents, ce fait, particulier aux
herbivores et peut-être accidentel, ne modifierait en
rien les conclusions que l'on est en droit de tirer des
faits nombreux observés chez les autres animaux qui
ne se nourrissent pas exclusivement de végétaux ou de
leurs produits. Boussingault lui-même a entrepris des
expériences sur l'engraissement des porcs, et il démontre d'une manière précise que la graisse des aliments est insuffisante pour expliquer la graisse qui
s'accumule chez ces animaux, et celle qui s'échappe
par les sécrétions et est rejetée au dehors par les excréments.

Liebig a montré longuement et à l'aide de savantes
déductions, comment les aliments non azotés peuvent
se transformer en graisse. Persoz a engraissé des oies

avec du maïs privé de graisse, d'où il induit que l'azote suffit pour que la graisse se forme.

Dumas, Milne Edwards, Boussingault donnent des preuves en faveur de la théorie de Liebig, et confirment les observations de Hubert (de Genève) et de Grundlach. Les abeilles produisent réellement de la cire, et celle-ci résulte réellement d'une véritable sécrétion animale [1].

Il faut donc admettre ce fait, savoir : que la graisse peut se former au sein même des tissus; qu'elle ne préexiste pas nécessairement dans les aliments. Les conclusions de Boussingault tendraient à établir que le contraire peut avoir lieu chez les herbivores.

Il résulte de ce qui précède que les animaux tirent des aliments la plus grande partie de leur graisse, et qu'ils peuvent en former une petite quantité. Nous verrons comment ils transforment les aliments; mais examinons d'abord comment la graisse venue du dehors pénètre dans le sang.

DEUXIÈME QUESTION
Par quelle voie pénètre la graisse qui vient du dehors?

Introduite dans le tube digestif avec les aliments qui la fournissent, la graisse y subit quelques modifica-

[1] Annales de chimie et de physique, 3e série, tom. XIV, pag. 400 et 419.

tions importantes qui sont destinées à favoriser son absorption.

M. Cl. Bernard a démontré que le suc pancréatique émulsionne la graisse et lui fait subir des modifications chimiques. La pancréatine, qu'il a découverte dans ce suc, a la propriété de dédoubler les graisses neutres (butyrine, oléine, stéarine, margarine, etc.), en glycérine et en acide libre (butyrique, etc.). Ce fait, mis à tort en doute, a été récemment confirmé par M. Berthelot sur des principes gras neutres absolument purs, qu'il avait obtenus par synthèse.

M. Boyer a répété les expériences de M. Bernard avec du suc pancréatique artificiel obtenu avec la substance de l'organe.

Dans son état de division, opérée par un mécanisme tout particulier, la graisse est-elle introduite dans le système vivant par des bouches absorbantes ou bien par endosmose? Est-elle portée au sang par les veines ou bien par les chylifères?

Et d'abord, la théorie des bouches absorbantes, créée par l'imagination brillante de Bichat, doit être rejetée. Les observations microscopiques de Lebert, Robin, Sappey, Kolliker, etc., ont montré, avec une évidence croissante, la continuité parfaite des membranes qui circonscrivent les capillaires des différents ordres de vaisseaux, et l'intégrité de la couche épithéliale qui revêt le tout. Les découvertes de Dutrochet, en attirant l'attention sur les phénomènes de l'imbibition et de l'endosmose, ont aidé à comprendre cette disposition anatomique et ouvert une nouvelle voie aux théories de l'absorption.

L'endosmose est une condition et un moyen important d'absorption des liquides et des substances solubles ; elle sert à répandre un nouveau jour sur leur transmission à travers les parois fermées des cellules. Ces substances, qui subissent au passage un premier degré d'élaboration, sont emportées, spécialement par les veines, dans le torrent circulatoire. En effet, en rapport avec la prédominance des aliments solubles ingérés, existe un réseau serré de veines superposées aux lymphatiques, dans les villosités surtout, où cette disposition anatomique favorable est bien évidente.

Passée à l'état d'émulsion, la graisse est ainsi très-divisée et suspendue dans un liquide, mais elle n'en représente pas moins un corps insoluble. Si donc elle est absorbée, comme il n'est pas permis d'en douter, voyons comment l'endosmose fait comprendre ce mécanisme et comment on peut découvrir par quels vaisseaux la graisse est apportée dans le courant sanguin.

L'absorption des substances insolubles est bien démontrée. Ces substances sont : les matières grasses et les globules plus ou moins mous et dépressibles entourés ou non d'une membrane, tels que les globules du sang, de la lymphe, du chyle, ou les granulations solides, etc. ; en un mot, tous les corps qui ne peuvent être absorbés qu'à la faveur de leur petitesse ou de leur extrême divisibilité, sans jamais être dissous.

Herbst, en 1843, crut apercevoir des globules de lait dans le chyle de petits chiens. Il admet la transmission des œufs de quelques entozoaires par des voies physiologiques et croit que : « des molécules plus grosses que les corpuscules du sang peuvent être absorbées [1]. »

OEsterlen, Eberhard, Donders, Bruch, Mensonidès, ont constaté également le passage de grains d'amidon et des globules. Cependant Mialhe et P. Bérard obtinrent des résultats négatifs, et prétendirent que le passage était fortuit et qu'il était dû, pour le charbon, à une pénétration anormale par suite de l'état anguleux des grains de charbon pulvérisés. Mais il est impossible de nier le fait, après les conclusions de Marfels et Moleschott, qui ont reconnu et constaté deux cent vingt fois le passage des globules du sang de bœuf ou de brebis sur des grenouilles, et trente fois le passage des granulations pigmentaires mêlées au sang [2].

Nous remarquerons à cette occasion, avec M. le professeur Boyer, que dans le phénomène de l'exhalation sanguine pendant la menstruation, les globules du sang passent de dedans en dehors à travers les parois des vaisseaux sans qu'il y ait rupture, quoi que l'on ait dit; du reste, il serait étrange qu'il en fût autrement dans

[1] Herbst; Expériences sur la transmission des vers intestinaux. (Annales des sciences naturelles, 3e sér., tom. XVII, pag. 63.)

[2] Voir Étude sur l'absorption gastro-intestinale. (Thèse par M. Jules de Seynes. Montpellier, 1860.)

un acte aussi éminemment naturel et physiologique.

Nous pouvons donc conclure, par analogie, à leur pas-sage de l'intestin dans les vaisseaux, c'est-à-dire de dehors en dedans, car l'absorption ou inhalation est une exhalation en sens inverse. Cela se conçoit plus aisé-ment, si l'on tient compte de ce fait que certains corps insolubles, les globules par exemple, peuvent changer de forme. MM. les professeurs Boyer et Benoît remar-quent, en effet, que les globules étant élastiques peu-vent, en conservant leur volume primitif, s'allonger et pénétrer dans les pores des tissus par leur diamètre le plus favorable.

La graisse émulsionnée peut être très-bien assimilée à une agglomération de globules. En effet, M. Brucke [1] définit la graisse émulsionnée d'une manière tout à fait juste :

« On doit se figurer, dit-il, que la surface d'un liquide dont les molécules se trouvent les uns par rap-port aux autres dans une espèce d'équilibre mobile, se trouve vis-à-vis des autres corps que le liquide mouille difficilement, comme si elle était recouverte d'une pellicule mince. Chaque goutte de graisse qui nage dans une émulsion, et qui est en contact avec

[1] Annales des sciences de l'Académie de Vienne, 1853, tom. VI, cité par Marfels et Moleschott, dans leurs Recherches sur la voie par laquelle de petits corpuscules solides passent de l'intestin dans l'intérieur des vaisseaux chylifères et sanguins. (Annales des scien-ces naturelles, 1856, tom. V.)

un corps de la surface duquel elle ne peut pas s'éloigner, à cause du liquide de cette émulsion qui la mouille, est alors comme entourée d'une mince enveloppe solide. »

Si nous prenons maintenant cette graisse dans l'intestin, et que nous la suivions dans son passage à travers les parois closes des villosités intestinales, nous constatons ce qui se passe, mais le mécanisme intime nous échappe, et toutes les explications sont des hypothèses plus ou moins ingénieuses qui laissent beaucoup à désirer.

D'après Boehm et Goodsir, l'épithélium s'exfolierait au moment de la chylification. Brucke et Marfels admettent que la cellule épithéliale est comme un entonnoir ouvert aux deux extrémités et rempli d'une substance gélatineuse qui pourrait même en être expulsée avec le noyau central. Mais Funke [1] a vu la cellule parfaitement close,

Milne Edwards pense que la substance de l'épithélium peut être comparée à une matière sarcodique plus solidifiée dans ses parois latérales qu'à sa partie supérieure, et compare la progression des globules graisseux dans l'épithélium à ce qu'elle pourrait être chez un amibe où le fait de l'absorption de particules solides à travers leur substance gélatineuse est incontesté [2].

---

[1] Otto Funke ; *Beiträge zur Physiologie der Verdauung. Zeitschrift für Wissenschaftliche Zoologie , von Siebold und Kölliker*, tom. VI.

[2] Voir De Seynes ; Thèses de Montpellier, 1860.

Quoi qu'il en soit, chaque villosité présente un canal simple central qui est terminé en cul-de-sac à la pointe, et qui s'abouche, à la base de la villosité, à un petit tronc de vaisseaux chylifères.

Cette disposition anatomique est admise par Kölliker, Henle, Sappey, Muller, Longet, et tout récemment par MM. Morel et Villemin.

Funke, prenant l'absorption pour ainsi dire sur le fait, au moment où elle opère ses actes mystérieux, a bien suivi sur un supplicié qui venait de faire un repas de substances grasses, la marche des globules.

La cellule épithéliale étant parfaitement close, il a vu les globules, déjà devenus chyle imparfait sans doute, passés dans l'intérieur au-dessous du noyau et progressant vers le canal central de la villosité. Il confirmait ainsi les observations de Gruby et Delafond qui l'avaient vu avant lui.

Ce fait donne donc la preuve directe de l'absorption de la graisse par les chylifères.

Les analyses chimiques ont également prouvé que la graisse est très-abondante dans le chyle, tandis que ses proportions sont insignifiantes dans le sang de la veine-porte. Cependant, le rôle des chylifères ne se borne pas à l'absorption de la graisse, et M. Cl. Bernard est trop exclusif lorsqu'il prétend que le chyle n'est que de la graisse émulsionnée. En effet, dans les expériences où l'on donne une grande quantité d'aliments gras aux animaux, la graisse passe dans les chylifères en de telles proportions, qu'elle peut masquer tout autre produit ; mais on ne peut pas conclure de là que les éléments azotés (albumine, fibrine) ne soient pas absorbés en de certaines proportions, dissous dans l'eau à la faveur du principe alcalin qui donne au chyle cette réaction [1].

Sous quels états les corps gras neutres qui sont ceux des aliments, sont-ils absorbés ?

Bouchardat et Sandras veulent que puisqu'on les retrouve en nature dans le chyle du canal thoracique, ils ne soient pas décomposés par la bile ni par le suc pancréatique.

Mais si les corps gras étaient saponifiés dans l'intestin, il faudrait admettre, avec Moleschott, que les savons produits après avoir passé à travers les parois des chylifères devraient, en se décomposant à leur tour, se reconstituer à l'état de corps neutres.

De même, on voit les graisses neutres du chyle se transformer en savons dans le sang, et ceux-ci sortir par les capillaires après s'être transformés de nouveau en corps gras neutres, état sous lequel se présentent les graisses dans les corps vivants.

Quelles sont les forces qui président à cette absorption ? Est-ce la pression des organes, comme le veut J. Béclard, ou bien est-ce la contraction des villosités par le moyen de fibres lisses ? Quoique l'existence de

[1] Bouisson ; Étude sur le chyle. (Gazette médicale, 1844, p. 36.)

ces fibres ait été contestée, on doit cependant admettre
que la contractilité[1] des chylifères est un des agents
les plus influents de la progression du chyle. Selon
Schiff[2], la bile exciterait les contractions des villosités
intestinales, qui ainsi videraient leurs lymphatiques ac-
tuellement remplis de granules graisseux, pour laisser
le passage libre à d'autres granules émulsionnés dans
l'intestin. Quoi qu'il en soit, c'est sous l'influence du
nerf grand sympathique que cette absorption s'exerce,
et ce système nerveux, qui pour M. Cl. Bernard est
un véritable harmonisateur de la sécrétion et de la circulation, le serait aussi probablement de l'absorption.

TROISIÈME QUESTION.

Comment la graisse peut-elle se former de toutes pièces dans
l'organisme?

La solution de cette question doit se trouver dans
l'étude des rapports qui existent entre la constitution des substances grasses et celle des aliments qui
leur donnent naissance[3]. Sans nul doute, les transformations s'opèrent sous l'influence de la vie, et les
conditions de l'expérimentation sont différentes dans
le corps vivant et dans les cornues des laboratoires.

[1] Bouisson ; *loc. cit.*
[2] Communication faite à la Société d'histoire naturelle de Franc-
fort sur le Mein. 1853.
[3] Voir Essai sur la formation des substances grasses dans l'économie animale, par Roucher. (Thèses de Paris, 1846.)

Avec ces restrictions, la chimie seule peut expliquer, autant qu'on le peut, ce qui se passe dans la transformation des aliments.

Il existe une relation intime entre les substances alimentaires non azotées et les parties non azotées de l'organisme animal. Les uns comme les autres renferment l'hydrogène et le carbone, dans une proportion relative toujours la même.

Les graisses ne diffèrent de la gomme, du sucre et de la fécule que par les proportions d'oxygène qu'elles renferment. La transformation de ces derniers aliments en graisse peut donc se concevoir de prime-abord, comme l'indique très-bien Liebig[1]. La fécule, par exemple, qui a pour formule $C^{12} H^{10} O^{10}$, en perdant neuf équivalents d'oxygène, devient $C^{12} H^{10} O$, qui est la formule de la graisse. La transformation peut encore se concevoir par la séparation d'une certaine quantité d'eau ou d'acide carbonique.

Si, pour la formation des substances organiques azotées, il faut nécessairement le concours de pareilles substances, au contraire, dans la formation des principes gras, la préexistence de ces corps n'est pas une condition rigoureuse du phénomène. En effet, les aliments étant l'origine principale de la graisse, les animaux cependant créent ou plutôt transforment en

[1] Liebig; Chimie appliquée à la physiologie.

graisse , soit les hydrates de carbone (fécule et ses congénères), soit les substances albuminoïdes [1].

On ne peut dire d'après quelle réaction cette transformation s'opère, ni préciser son véritable siége, ni affirmer que l'économie use de son pouvoir de produire de la graisse, surtout dans les cas où les aliments ingérés en renferment une quantité suffisante[2].

La transformation en graisse des substances albuminoïdes, les aliments respiratoires faisant défaut dans l'alimentation, paraît douteuse à Lehmann [3]. Cependant, d'après Wurtz, les matières azotées ou albuminoïdes des aliments, sous l'influence des alcalis et de la chaleur, donnent naissance à des acides gras , tels que l'acide butyrique et l'acide valérianique ou valérique[4]. Pour Lehmann lui-même, la transformation de l'albumine en graisse paraîtrait un fait établi d'après quelques expériences qu'il aurait faites sur les œufs de la limnée des étangs [5].

Dans le mécanisme de la formation des substances grasses, il se passe quelque chose d'analogue à ce qui

[1] Persoz ; Note sur la formation de la graisse dans les oies. (Compt.-rend. de l'Ac. des scienc. de Paris, 1845, tom. XXI, p. 20.)

[2] Boussingault; Économie rurale, tom. II, pag . 604.

[3] Précis de chimie physiologique, pag. 311, traduction française. Paris, 1855.

[4] Wurtz ; Sur la transformation de la fibrine en acide butyrique. (Comptes-rendus de l'Académie des sciences, tom. XVIII, pag. 704. Paris, 1844.)

[5] *Loc. cit.*, pag. 312.

s'observe dans la fermentation et la putréfaction. Par
suite d'une mutation moléculaire imprimée par une
force étrangère aux éléments de la substance destinée
à subir la transformation, une certaine quantité de
carbone et d'oxygène doit s'éliminer à l'état d'acide
carbonique; une substance plus pauvre en oxygène est
le résultat de cette métamorphose. Par exemple,
8 équivalents de fécule :

$C^{96} H^{80} O^{80}$, en se changeant en $8(C^{12} H^{10} O)$, aban-
donnent 72 équivalents d'oxygène qui suffisent pour
brûler complètement 3 nouveaux équivalents de fécule, et, en effet,

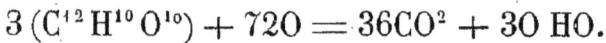

$$3 (C^{12} H^{10} O^{10}) + 72O = 36CO^2 + 30 HO.$$

Cette transformation accompagnée de chaleur fournit
à l'économie une certaine portion d'oxygène, toutes les
fois que celle absorbée par les surfaces du corps est
insuffisante pour accomplir le phénomène de combustion qui résume tous les actes de la vie organique [1].

Donc, comme le dit Liebig [2], il existe une relation
remarquable entre la formation de la graisse et la respiration.

Si l'animal manque d'oxygène à un certain degré,
il acquiert la propriété de s'assimiler une très–forte
quantité d'aliments. Ainsi, Playfair [3] a reconnu que

[1] Voir Roucher, Thèse citée.
[2] Chimie appliquée à la physiologie.
[3] *Loc. cit.*

le plus ou moins d'activité dans la respiration de la vache, exerce une grande influence sur les proportions de beurre contenu dans le lait. Après une journée passée aux champs, à l'air libre, le lait contient moins de beurre qu'après une nuit de repos passée à l'étable chaude, où, par suite du repos et de la moindre oxygénation de l'air, la combustion animale est nécessairement moins énergique.

Il est impossible de préciser quels sont les matériaux azotés de l'économie qui subissent la transformation graisseuse. Tout porte à croire que l'albumine n'entre pas en nature dans cet ordre de mouvement organique. En effet, ce corps est le point de départ de tous les autres principes de l'économie ; il renferme, comme nous l'apprend l'incubation, tous les matériaux, sauf le fer, nécessaires à la formation des organes, et il ne se décompose dans le foie et les urines qu'après avoir fait partie intégrante des tissus.

Si la chimie organique a beaucoup fait, il lui reste beaucoup plus encore à faire pour arriver à une solution définitive. La vie a ses mystères, qu'il ne nous sera peut-être pas permis de pénétrer entièrement ; et puisque nos explications sont insuffisantes, nous sommes réduits à constater que certaines parties des aliments donnent naissance à la graisse, sous l'influence de la force vitale appliquant à sa manière les lois de la chimie organique.

ARTICLE II.

Production de la graisse.

―――――――

Du fluide primitif qui fournit les matériaux de la production
de la graisse.

Il n'existe presque pas de graisse dans le sang de la
veine-porte. Nous avons vu, en effet, que ce principe
est porté au sang par les chylifères, à l'exclusion des
veines. Pourtant, si l'on examine le sang des veines
sus-hépatiques, on trouve déjà de la graisse à l'état de
vésicules microscopiques libres dans le sang. Donc, le
foie sécrète ces vésicules et emprunte les matériaux
au sang veineux. Cela n'a lieu que pendant la période
de la digestion. Si l'on prend alors un morceau de foie
de l'animal et qu'on le traite par l'ébullition, on
constate que l'eau se charge de graisse à la surface[1].

Le foie sécrète encore de la graisse à l'état de gouttelettes libres, que l'on retrouve en petit nombre, il est
vrai, dans la bile. Ch. Robin l'a constaté après de
Blainville. C'est le sang veineux qui lui fournit la plus
grande partie des matériaux, sinon presque tous. Ainsi
l'anatomie nous montre la disposition de la veine-porte
dans le foie, et nous aide à comprendre son rôle dans

―――――――

[1] Voir Béraud; Éléments de physiologie, tom. I, pag. 338.
Paris, 1856.

ses sécrétions. Chaque *acinus* du foie se trouve au milieu d'un réseau très-serré de capillaires de la veine-porte ; de ce réseau partent les veines sus-hépatiques. Ces *acini* sécrètent la bile.

L'existence même de la veine-porte, dit P. Bérard, sa distribution à la manière des artères, le contact de ses capillaires avec les canalicules sécréteurs, constituent des arguments d'un grand poids pour l'opinion qui veut que la veine-porte joue le principal rôle dans la sécrétion du foie. Quelques auteurs ont dit avec Bichat que la nature ayant employé partout le sang artériel pour les sécrétions, il n'y avait pas lieu d'admettre qu'elle eût fait une exception relativement à la sécrétion biliaire ; mais cette exception peut très-bien être admise, car la veine-porte elle-même a une disposition exceptionnelle.

Ne savons-nous pas que le sang de la veine-cave inférieure peut servir à la sécrétion urinaire, et que chez certains animaux le sang veineux concourt bien évidemment aux sécrétions ?

L'anatomie et la physiologie de l'homme sont souvent ainsi éclairées d'un jour inattendu, que jettent sur quelques questions obscures l'étude de l'anatomie et de la physiologie comparées.

On peut faire valoir encore en faveur de l'influence de la veine-porte cette considération, à savoir : qu'elle renferme un sang qui a des propriétés spéciales. Il n'est donc plus bien difficile de croire qu'il y a des matériaux propres à la production de la bile.

Des expériences ont été instituées et ont été couronnées de succès. Les effets des ligatures portées sur les vaisseaux du foie, prouvent d'une manière péremptoire que les canalicules sécréteurs font de la bile aux dépens du sang de la veine-porte. Il est vrai que l'on a voulu, depuis Bichat, frapper de défaveur cette application des vivisections au sujet qui nous occupe. On se fonde sur ce que les désordres produits modifient toutes les conditions de l'expérimentation. En liant la veine-porte, on cause dans l'état ordinaire du foie un trouble qui est bien capable d'empêcher la sécrétion de la bile. D'un autre côté, si on lie l'artère, le foie ne fonctionne plus, parce qu'il n'est plus nourri; sans parler des nerfs, que l'on ne peut éviter d'intéresser dans des dissections aussi délicates sur des organes profondément situés et nobles au premier chef.

Cependant, ne vaut-il pas mieux, comme on l'a dit très-bien, faire l'expérience que faire ce raisonnement? Si l'artère est liée et que la sécrétion continue, n'est-il pas évident que la bile a été formée aux dépens du sang de la veine-porte? A la vérité, Bichat déclare cette expérience impraticable. Ce que Bichat n'a pu faire, Malpighi l'avait fait et répété plusieurs fois. Il avait lié l'artère et vu la sécrétion s'opérer encore. Mais les expériences plus récentes de M. Simon (de Metz) ne laissent aucun doute à cet égard.

L'artère hépatique cependant n'est pas étrangère, même à l'état normal, et Bérard veut qu'elle fournisse quelques matériaux à la sécrétion du foie.

L'anatomie anormale et la pathologie présentent des cas où la veine-porte ne traverse point le foie et se jette directement dans la veine-cave.

Dans ces conditions, le foie ne recevait que de l'artère hépatique, et cependant il sécrétait encore la bile (Abernethy, Lawrence).

On a vu aussi dans les cas d'oblitération de la veine-porte, la persistance de la sécrétion biliaire [1].

Ainsi, l'on peut affirmer aujourd'hui que le foie sécrète de la graisse, de la bile, et qu'il prend une partie de ses matériaux dans le sang veineux.

La graisse est-elle déposée dans le tissu cellulaire sous-cutané ou sous-péritonéal, par le sang veineux ou par le sang artériel? De Blainville [2] pense que c'est du sang veineux qu'elle sort, et dès-lors il est naturel qu'elle soit plus abondante là où le système veineux prédomine. C'est ce que nous voyons en effet pour l'abdomen et les parties sous-cutanées de quelques animaux, tels que les dormeurs, les cétacés, les pachydermes et notamment chez les porcs.

On retire de la matière grasse de tous les organes

[1] Société anatomique, avril 1836, 2e vol. des Archives. (Andral, Bouillaud, Benjamin Philipps.)
[2] Cours de physiol. gén. et comp. Paris, 1829, 11e et 12e leçons.

de certains poissons, car elle est en rapport chez eux avec le développement considérable du système veineux.

Stahl remarque qu'autour de la tête des os on voit, d'une manière manifeste, le sang entretenir un commerce intime avec la substance grasse de la moelle qui transsude. Or, il est à remarquer aussi que les veines dominent dans la partie spongieuse des os ; et l'on sait très-bien qu'il est fort difficile de bien préparer des os de sujets très-gras, car on ne peut jamais se débarrasser complètement de la matière grasse qu'ils renferment.

§ 2.

La graisse est-elle le produit d'un organe particulier? Est-ce une exhalation ou une sécrétion?

Nous avons vu quelle était l'origine de la graisse et comment elle pénètre dans le sang ; elle doit s'en séparer pour se déposer dans les tissus et faire partie intégrante de quelques-uns dans l'économie. Nous allons examiner maintenant s'il existe un tissu particulier dont les fonctions seraient de sécréter la graisse, ou bien si ce produit n'est tout simplement qu'exhalé par les vaisseaux.

Envisagée sous ses formes les plus spéciales et les plus importantes, la matière grasse est le produit d'une sécrétion prenant, comme toutes les autres, ses matériaux dans le sang. Ainsi, nous voyons le foie, les mamelles, sécréter bien évidemment la bile et le lait. Les glandes sébacées, en général, sécrètent aussi des matières grasses destinées à lubréfier la peau et les poils chez les mammifères, et à lustrer les plumes chez les oiseaux aquatiques.

Mais la question est plus difficile à résoudre pour la graisse proprement dite, celle que l'on trouve sous la peau des animaux, dans leur tissu cellulaire, qui disparaît et reparaît chez quelques-uns avec la plus grande facilité, Les auteurs veulent tantôt y voir une exhalation et tantôt une sécrétion.

Malpighi avait cru voir les vaisseaux que Béclard a décrits, et qu'il dit arriver au contact des vésicules graisseuses, surmontés d'un appareil sécrétoire et d'un canal qui s'abouchait dans le réservoir de la graisse. Il a reconnu lui-même plus tard que cette disposition n'existe pas. Quelques auteurs avaient adopté, sur la foi de Malpighi, cette opinion, que la graisse était le produit d'une sécrétion glandulaire. Heister et Fanton s'élevèrent les premiers contre cette explication, rejetée par Béclard, et qui n'est pas plus fondée que celle de Riegels.

Cet auteur prétend que la graisse est formée non-seulement dans toutes les glandes, mais particulièrement dans les capsules surrénales, qui sécréteraient celle qui entoure les reins. Leurs conduits ne peu-

vent être injectés, dit-il, à cause de la graisse qui s'y
coagule sur le cadavre [1].

E. Home, s'appuyant sur l'existence de la graisse ou
du jaune de l'œuf dans l'intestin des vertébrés ovipares
à l'état de fœtus ou de larve, admet qu'elle est formée
dans l'intestin et qu'elle est, comme le chyle, un produit de la digestion [2].

Stahl s'élevait, de son temps, contre ceux qui pré-
tendaient que la graisse était sécrétée par l'épiploon, et
de là répandue dans toute l'économie. La graisse, dit-il,
manque d'un appareil spécial quelconque de structure
propre à l'acte particulier de la sécrétion [3]. Pour ne
parler que des oiseaux, l'alouette et l'ortolan, qui
n'ont pas d'épiploon, s'engraissent du soir au matin.
Chez les porcs, l'épiploon ne peut point suffire à une
sécrétion si prompte et si abondante de graisse.

La question se réduit à savoir s'il existe un tissu
chargé de sécréter la graisse, ou bien si elle est exhalée
par les vaisseaux, le tissu adipeux venant après se
former autour d'elle pour la contenir.

Haller, et après lui Bichat et Meckel, ont nié l'existence du tissu adipeux; ils n'admettent que les aréoles

---

[1] *De usu glandularum suprarenalium.* Copenhague, 1790, in-8°.

[2] *Philosophical transactions,* année 1813.

[3] Stahl; Œuvres médico-philosophiques et pratiques, traduites
et commentées par Blondin, augmentées d'arguments et de réflexions, par MM. les professeurs Boyer, Bouisson, Tissot, etc.,
tom. III, pag. 203.

du tissu cellulaire comme parties contenantes de la graisse. De Blainville [1] affirme que la graisse se trouve dans le tissu cellulaire proprement dit, qu'elle ne contracte aucun lien organique avec lui, et qu'elle en est complètement indépendante, contre l'opinion de l'existence d'un pédicule admis par Raspail [2]. Il nie aussi la vésicule, contre l'opinion de Béclard. Ce qui lui en a imposé, dit-il, c'est qu'il voulait que la graisse fût sécrétée, et dès-lors il fallait un tissu, une poche pour cela [3].

Le plus grand nombre l'admet aujourd'hui ; il a été décrit et figuré avec soin par Malpighi (*Oper. omn. et path.*); W. Hunter (*Remarques sur le tissu cellulaire*); Mascagny (*Prodrome della grande anatomia*); Wagner (*Icones physiologicæ*, 1839); Henle (*Anat. gén.*); Richet (*Anat. médic. chirurg.*, pag. 22).

Les fonctions du tissu adipeux n'ont rapport qu'à la sécrétion de la graisse. Cette sécrétion ne s'opère point dans des glandes ni des conduits particuliers. Cette opinion de Béclard, que de Blainville a combattue, est confirmée par celle de Burdach [4]. Pour lui, la

[1] Cours de physiologie générale et comparée, par Ducrotay de Blainville. Paris, 1829, tom. I, 11e leçon.

[2] Raspail; Recherches physiologiques sur les graisses et les tissus adipeux, 1827.

[3] Ouvrage cité, tom. II, 14e leçon.

[4] Traité de physiologie considérée comme science d'observation, tom. VII, pag. 346.

graisse est une sécrétion vésiculaire carbonée, elle est renfermée par gouttelettes isolées dans des vésicules closes pourvues de vaisseaux, et par la face intérieure desquelles elle est manifestement sécrétée. Comme on le voit, il admet le tissu et la sécrétion.

Béclard ne pense pas que la graisse soit déposée dans le tissu cellulaire à l'état libre, et il fait remarquer qu'elle ne s'infiltre pas comme la sérosité.

Dans les notes qu'il a ajoutées à l'ouvrage de son père, l'opinion de M. J. Béclard se rapprocherait beaucoup de l'exhalation, qu'admettaient Stahl, de Blainville, etc. Il pense que les matières grasses qui circulent avec le sang, sont déposées, dans les tissus, au travers des parois des vaisseaux capillaires, par une action analogue à celle qui sépare dans l'intérieur des glandes, les éléments des sécrétions existant dans le sang. Et il ajoute que l'enveloppe vésiculaire dont les molécules s'entourent quand elles ont été déposées dans les vacuoles du tissu cellulaire, se forme vraisemblablement aux dépens de la partie coagulable (fibrine) du plasma du sang, exhalé aussi par les parois vasculaires.

Pour admettre que les vésicules sécrètent la graisse, il faudrait démontrer qu'elles préexistent ; et puis, lorsque la graisse a disparu, qu'elles persistent encore quoique vidées.

Or, c'est tout le contraire qui a lieu.

Avec le secours du microscope, on a assisté en quelque sorte à l'apparition du tissu et de la graisse, et voici ce qui se passe. C'est un amas de gouttelettes graisseuses fort petites qui peu à peu atteignent le volume de 3 à 5 centièmes de millimètre. Dès-lors, une mince membrane azotée naît autour de chaque amas, et forme l'élément anatomique appelé vésicule adipeuse. Les choses se passent chez l'adulte comme chez l'embryon.

Ce ne serait donc pas la vésicule qui sécréterait la graisse, puisque cette enveloppe est consécutive à l'apparition des gouttelettes. Il faudrait donc, enfin, recourir à l'exhalation simple par les capillaires.

Stahl, Haller, Meckel, de Blainville admettent cette exhalation. La graisse, dit Stahl, peut se séparer par transsudation de toutes les autres humeurs du corps. Il cite à l'appui la déposition prompte et copieuse autour des vaisseaux sanguins et lymphatiques, surtout autour de ces derniers. Les matières grasses sont exhalées avec les humides qui cheminent plus loin, tandis que les grasses restent fixées dans les tissus [1].

D'après de Blainville, c'est du système veineux que sort la graisse : fournie par le sang noir, elle est comme exhalée au travers des parois des veines. Ce savant physiologiste a été conduit à cette opinion par l'examen de la manière dont la graisse est répartie dans l'épiploon. C'est toujours sur le trajet des veines qu'elle

---

[1] Stahl; ouvrage cité, tom. III, pag. 209.

est déposée. En outre, il a vu, du sang de la veine ju-
gulaire d'un éléphant mort au Jardin des Plantes, se
séparer une quantité assez considérable de graisse
très-fine, analogue à la graisse d'oie.

Il en a trouvé aussi sur les vipères et les couleuvres
très-grasses, au moment où elles vont s'engourdir;
leur mésentère en offre beaucoup autour des veines [1].

Dugès cite des faits positifs en faveur de l'exhalation
simple. Ainsi, la graisse huileuse des poissons imprègne tous leurs tissus et semble interstitiellement
déposée partout. Leur encéphale même est enseveli
dans la graisse, comme cela se voit chez les carpes
jeunes. Pour le dire en passant, il admet, avec Béclard, contre l'opinion de de Blainville, que la graisse
est emprisonnée dans des utricules [2].

Si pourtant, comme le dit Dugès, la sécrétion de la
graisse est encore un problème physiologique non
complètement résolu, nous sommes forcés d'admettre
que le foie sécrète cette graisse en globules que le
microscope a démontrés parmi les produits de sa sécrétion. Nous avons vu que c'est le sang veineux qui
fournit les matériaux de cette sécrétion.

[1] Ducrotay de Blainville; ouvrage cité, tom. I, 12e leçon.
[2] Dugès; Traité de physiologie comparée de l'homme et des
animaux, tom. III, pag. 41 ; 1839.

§ 4.

Des mouvements du fluide graisseux, de sa résorption et de sa
déposition dans les tissus.

La graisse, déposée dans le tissu cellulaire surtout,
reste enfermée dans ses vésicules et constitue le tissu
adipeux. Ce tissu , qui paraît destiné à lui servir de
réservoir, présente de petites masses arrondies , sé-
parées par des sillons plus ou moins profonds. Les
vésicules qui les constituent ne paraissent pas com-
muniquer entre elles ; elles sont formées de la même
substance qui constitue le tissu cellulaire, mais dans
un état différent. De Blainville et Bichat ont prétendu
à tort que ces vésicules , n'étant autre chose que le
tissu cellulaire lui-même, peuvent indifféremment ren-
fermer de la graisse ou de la sérosité.

La graisse a des lieux de prédilection où elle se
dépose en plus grande abondance , par exemple dans
le tissu cellulaire sous-cutané et sous-péritonéal ; mais
on la trouve partout. Ainsi, l'on constate la présence
de principes gras dans l'épaisseur de toutes les espèces
d'éléments anatomiques, dans les globules du sang ,
mais non dans la substance même des tissus osseux et
dentaire, ni dans les fibres des tissus cellulaire et
élastique; encore est-il que pathologiquement il peut
s'en déposer dans l'épaisseur de ces dernières, sous
forme de granulations. Il y en a en gouttelettes dans

le sérum du lait, du chyle, du pus, du mucus, etc.
On en trouve encore à l'état de mélange et en granulations moléculaires, dans les interstices des fibres de
plusieurs tissus morbides.

Le tissu adipeux a des vaisseaux sanguins, mais pas
de vaisseaux lymphatiques ni de nerfs. Mascagny, cependant, avait prétendu que la vésicule adipeuse était
surtout formée par un réseau serré de lymphatiques.
Les vaisseaux partis du tissu cellulaire se jettent dans
les masses arrondies composées de vésicules, et sont
les instruments de la résorption de la graisse. Les vésicules suivent ses variations. Plus nombreuses quand
elle abonde, sans que leur volume augmente, elles
disparaissent lorsque le fluide qu'elles contiennent
vient à être résorbé. On n'en trouve plus de traces
dans la maigreur. Cependant, W. Hunter[1] assure que
le tissu cellulaire conserve, dans ce cas, un aspect
particulier qu'il doit aux vésicules affaissées dont il est
rempli.

Le mécanisme de la résorption de la graisse est le
suivant : chaque vésicule est exactement remplie, sauf
les premiers temps de sa naissance et dans les cas où
elle s'atrophie par suite d'état morbide ou sénile.
Dans ces cas, la graisse se résorbe plus vite que l'enveloppe azotée, laquelle se plisse légèrement et ne renferme pendant longtemps qu'un liquide incolore, fine-

---

[1] *Loc. cit.*

ment granuleux, avec une ou plusieurs petites gouttes de graisse. Celle-ci est quelquefois résorbée longtemps avant la disparition de l'enveloppe azotée ; d'autres fois cette dernière disparaît quelque temps avant la goutte d'huile qui restait encore vers son centre. Cette graisse, pendant la résorption, devient bien plus foncée que dans les vésicules qui sont à l'état normal.

La graisse est très-facilement résorbée et se reproduit aussi très-aisément à l'état normal. Tous les éleveurs savent que leurs bœufs, après trois ou quatre jours de transport en voiture, présentent toute leur graisse accumulée sous la peau dans le tissu cellulaire, tandis que par l'exercice, après trois ou quatre jours de marche au contraire, ils s'entrelardent, c'est-à-dire que leur graisse se répand dans les chairs, qui deviennent ainsi plus succulentes.

Certains animaux perdent facilement leur embonpoint et le reprennent de même.

L'entraînement amène la fonte de la graisse. Meckel fait remarquer que cette facilité avec laquelle la graisse se reproduit tient à sa nature peu animalisée, et que c'est ainsi qu'elle remplace facilement les parties qui se sont atrophiées ou dont on a opéré l'ablation [1].

La graisse peut se déposer anormalement dans tous les tissus.

On sait très-bien que la bile et le lait, qui renferment

[1] Man. d'anat. génér. descript. et pathol., tom. I. pag. 119.

beaucoup de matières grasses, peuvent être résorbés pathologiquement et imprégner le système entier.

Par quels vaisseaux l'absorption reprend-t-elle la graisse? Nous savons qu'elle est puisée dans l'intestin par les chylifères, peut-être déposée par les veines, du moins dans quelques cas. Est-elle ensuite reprise par les veines ou bien par les lymphatiques? Quelles transformations subit-elle avant d'être éliminée, et sous quelle forme l'est-elle? Nous savons que, par la respiration, nous nous débarrassons des matériaux carbonés brûlés au sein de l'organisme, et qui s'exhalent par les poumons sous forme d'eau et d'acide carbonique; nous savons de même que, par l'urination, ce sont les matériaux azotés, au contraire, brûlés, qui passent à l'état d'urée et sont rejetés au dehors avec l'urine.

L'exhalation des matériaux carbonés brûlés, par la membrane pulmonaire, est admirablement favorisée par sa structure : c'est la plus riche en vaisseaux sanguins, et l'on sait que les courants favorisent l'exhalation de l'acide carbonique et l'absorption, en échange d'une nouvelle quantité d'oxygène destinée à brûler une nouvelle quantité de graisse ou de matériaux carbonés.

La graisse est rejetée aussi en nature avec la transpiration insensible. Le lait, la bile, les produits des glandes sébacées, plus compliqués qu'elle, doivent lui emprunter, et sont autant de produits excrémentitiels ou récrémentitiels.

Certaines conditions pathologiques favorisent aussi la disparition de la graisse. Ainsi, Kaltenbrunner a vu, dans ses expériences microscopiques, que cette absorption avait lieu avec une grande rapidité dans les parties enflammées. Cela se comprend très bien, en effet, puisqu'un léger degré d'inflammation augmente l'absorption interstitielle.

§ 5.

Usages de la graisse.

Nous avons dit quelques mots des usages de la graisse, dans les considérations générales qui font entrevoir l'importance de son étude. Nous nous bornerons à citer le passage suivant de Stahl [1]. « Ou la graisse peut avoir et a véritablement dans le corps un usage réel pour tout le reste de sa crâse, à tel point qu'on peut dire qu'elle a été instituée dans un but final certain et manifeste ; ou bien elle est une sécrétion anormale due simplement au hasard ; ou bien, enfin, on doit la considérer comme une substance *récrémentitielle* qui, selon les apparences, peut s'amonceler et être séparée comme telle. Loin de nous cependant une pareille supposition ! car, bien loin d'être une substance récrémentitielle impropre à tout usage positif

---

[1] Œuvres médico-philosophiques et pratiques, trad. et commentées par Blondin, augmentées de réflexions, d'arguments, par MM. Boyer, Bouisson, Tissot, tom. III, pag. 205.

dans le corps, il est pleinement évident que la graisse provient d'une *abondante et excellente nutrition*, et qu'elle disparaît quand le corps ne reçoit que la quantité nécessaire d'aliments.

» Mais à quoi donc sert la graisse, et quelle est sa véritable utilité ? Certes, on ne saurait révoquer en doute que son usage réel ne soit de *suppléer* à un manque d'alimentation, car c'est là un fait bien évident et généralement connu de tout le monde. Il est certain, et nous l'avons déjà dit, que ce n'est point par son accumulation et sa consistance solide, ou même par sa position toute particulière autour de telles ou telles parties du corps, que la graisse est utile, mais bien par sa consistance tendre, molle et presque *fluide*, en vertu de laquelle elle se trouve interposée dans les parties les plus maigres et les humeurs muqueuses propres à la nutrition ; en sorte que ces parties amaigries acquièrent par la présence de cette graisse une souplesse convenable, et que le *sang* lui-même y puise surtout sa qualité *sulfureuse*.

» On doit donc ne pas perdre de vue et bien peser cette observation de F. de Hilden, quand il dit que la *moelle* disparaît des os chez les personnes mortes de faim. »

L'opinion qui voudrait voir dans la graisse un aliment de réserve, pour les cas où par une circonstance quelconque la digestion est suspendue, paraît

au moins exagérée. Brachet [1] donne les raisons suivantes : 1° Deux animaux semblables et bien portants,
l'un gras, l'autre maigre, ne vivent pas plus longtemps
l'un que l'autre lorsqu'ils sont soumis à une diète également rigoureuse ; 2° Dans une maladie de consomp-
tion, les personnes qui ont de l'embonpoint succombent
souvent beaucoup plus promptement que les autres ;
3° Lorsque, dans la phthisie pulmonaire, le squirrhe
à l'estomac, à l'intestin, etc., une personne qui avait
de l'embonpoint est arrivée au dernier degré de ma-
rasme, quoiqu'il ne reste plus de graisse à absorber,
la maladie ne marche pas plus vite pour cela; 4° Enfin,
la graisse ne contenant point d'azote, ne semble pas
pouvoir reconstituer nos organes fortement azotés.

Comme on le voit, ces raisons ne sont pas également
bonnes ; cependant elles font voir que la chimie ne
peut pas tout expliquer. D'après lui, l'amaigrissement
des animaux hibernants ne prouve point l'utilité de la
graisse pour les nourrir ; il prouve seulement que ces
animaux ont maigri, et rien de plus, puisqu'une mar-
motte maigre passe aussi bien l'hiver qu'une grasse,
et que chez l'une et l'autre ce n'est pas la graisse seule
qui diminue, tous les tissus éprouvant un amaigrissement proportionnel.

[1] Physiologie élémentaire de l'homme, 2e édit., tom. I, pag. 231.

CHAPITRE II.

De la moelle des os.

Nous n'entrerons pas dans les détails de l'étude de cette substance grasse particulière des os, nous citerons seulement le passage suivant de Stahl[1]. « La moelle des os mérite une mention particulière, attendu que non-seulement elle constitue à elle seule une substance graisseuse d'une nature toute spéciale, et qui, par un privilége que ne partage pas l'autre humeur adipeuse répandue dans tout le reste de l'économie, est constamment renfermée dans une partie déterminée et toujours la même chez toutes les espèces d'animaux, mais que encore elle paraît indiquer un peu plus clairement, par certains phénomènes particuliers, un mode spécial de sécrétion ou de retraite, du moins d'une manière plus réelle que cela n'a habituellement lieu pour la sécrétion de la graisse dans les autres parties du corps.

» En considérant de près la substance *médullaire*, on s'apercevra facilement, surtout chez les animaux jeunes encore, qu'elle a des rapports immédiats avec le sang ; aussi, voilà pourquoi on voit dans la moelle de ces *jeunes* animaux une teinte *rougeâtre* provenant

---

[1] Stahl ; ouvrage cité, tom. III, pag. 206.

d'une profonde imbibition du sang. Une pareille constitution se perpétue même chez les adultes jusqu'à un
certain âge, de telle sorte que, du moins autour de la
tête des os percés de petits pertuis et spongieux, on
voit d'une manière manifeste le sang entretenir un
commerce intime avec la substance grasse de la moelle
qui transsude.

» Nous regardons comme vraisemblable que la moelle
est le produit naturel et direct de la graisse à l'aide de
certaines séparations primitives qui s'en opèrent ; nous
ajouterons que la graisse est le principe *générateur* de
la moelle, et que tout ce qu'il y a de surabondant
dans cette opération se mêle à tout le reste de l'économie.

» Ce qui le prouve péremptoirement, c'est que la
graisse n'est pas un produit constant, certain et obligé ;
tandis que, au contraire, la moelle fait réellement et
positivement partie intégrante de la constitution ma-
térielle du corps. »

CHAPITRE III.

Des humeurs sébacées.

Les glandes sébacées, formées de un à dix culs-de-
-sac à épithélium polyédrique, placées dans le tissu adipeux sous-cutané, sécrètent le sébum. Ce produit est
jaunâtre ou blanchâtre, onctueux au toucher et formé

de cellules sphériques ou ovoïdes, vésiculiformes, dis-
tendues par leur contenu huileux, plus transparent et
à contour moins foncé que les vésicules adipeuses. Ce
contenu est souvent homogène, au lieu de présenter
des gouttelettes distinctes, surtout dans les kystes
sébacés de l'ovaire ou de la peau.

Le sébum protége la peau; c'est lui qui la rend
onctueuse et la garantit, comme par un vernis, de
l'absorption de l'eau et des humeurs excrémentitielles.
L'on voit, en effet, que là où la sueur tend à séjourner,
à l'aisselle et à l'aine par exemple, il existe un grand
nombre de glandes sébacées.

Suivant Dugès[1], ce sébum, sébacine de de Blainville, est très-analogue au mucus. Et, en effet, ce
produit, sécrété à la surface de la peau, est remplacé
par le mucus, chez les animaux qui vivent dans l'eau.
Les amygdales mêmes, qui sécrètent un mucus épais,
peuvent donner quelquefois une matière blanche, graisseuse, concrète, odorante, une vraie sébacine.

Chez le mouton, la laine tout entière s'imprègne
de l'huile sébacée connue sous le nom de suint. Le
fœtus humain nous présente aussi la peau recouverte
d'une couche de graisse blanche convertie en une
sorte de cérat par l'interposition de l'eau entre les
molécules.

[1] Dugès; Traité de physiologie comparée de l'homme et des
animaux, tom. III.

Le musc, le castoréum sont des produits odorants fournis par des follicules ouverts dans des poches cutanées dépendantes du prépuce, et ce produit ne serait, d'après Dugès, qu'une exagération de cette sécrétion blanche, mucoso-graisseuse, susceptible de dessiccation plutôt que de fusion, qui s'observe chez l'homme et beaucoup de mammifères entre le gland et le prépuce.

Le croupion des oiseaux porte aussi de gros follicules d'où leur bec exprime une huile propre à lustrer leurs plumes, et utile surtout aux palmipèdes, qui passent souvent des heures entières à la mettre à profit.

Les glandes de Meïbomius, les glandes pileuses des follicules pileux, ciliaires, et celles de la caroncule lacrymale, sécrètent un liquide onctueux, huileux. La sécrétion trop abondante produite surtout par les glandes ciliaires est vulgairement appelée châssie. Le produit normal de ces glandes, destiné à empêcher les larmes de couler sur les joues, se compose de gouttelettes graisseuses microscopiques, arrondies ou un peu irrégulières et de dimensions variées.

Les glandes cérumineuses, bien étudiées par Sappey, sécrètent une humeur onctueuse, amère, plus ou moins concrète, suivant le temps plus ou moins long qui la sépare du moment de sa sécrétion. Ce cérumen, analogue à la cire, d'un jaune ambré, est formé, d'après Vauquelin, d'un mucus albumineux, d'une huile épaisse à l'état de gouttes graisseuses microscopiques, semblable à la résine de la bile, d'une matière colorante, de soude et de phosphate de chaux.

Il est destiné à lubréfier le conduit auditif externe, s'oppose à l'introduction des corpuscules qui voltigent dans l'air, et repousse les insectes par son amertume.

Toutes ces diverses humeurs sébacées sont le produit de glandes qui tirent bien évidemment leurs matériaux du sang artériel?

CHAPITRE IV.

De la Bile.

La bile [1] est essentiellement une dissolution de cholate et de choléate de soude; on y trouve encore de la cholestérine qui est un corps gras cristallisé, des acides gras, des sels à base de magnésie, d'ammoniaque et de potasse et beaucoup d'autres principes accessoires ou accidentels. En outre, nous avons vu que le microscope y démontre des gouttelettés graisseuses en petit nombre.

La bile dissout facilement les matières grasses : cette propriété, elle la doit aux sels de soude qu'elle renferme, et c'est à tort que Rouelle et quelques chimistes après lui, ont dit que la bile était un savon, car

---

[1] Voir Bouisson; et Cl. Bernard; Leçons sur les liquides, 1859, tom. II, 8e et 9e leçons.

il n'y a que des traces de sels à acides gras dans cette humeur.

D'après les expériences de Cl. Bernard [1], la bile est alcaline chez les herbivores et les omnivores pendant la digestion, mais acide pendant les intervalles ; elle est toujours acide chez les carnivores.

Arrivant en grande abondance sur les aliments qui passent dans le duodénum, une partie doit agir sur eux et concourir à l'acte de la digestion ; l'autre, tout en ayant un rôle mécanique cependant, doit être rejetée au dehors avec les fèces qu'elle colore. Matière grasse elle-même, quelle action a-t-elle sur la graisse des aliments? On sait qu'elle a une grande influence sur son absorption, et l'on voit maigrir rapidement les chiens en expérience qui portent une fistule biliaire. Si la bile et le suc pancréatique surtout sont destinés à émulsionner les graisses, celles-ci peuvent, du moins en partie, continuer à s'engager dans les chylifères sans leur intervention. Les sucs intestinaux opéreraient alors l'émulsionnement.

On a cherché à évaluer la quantité de bile que le foie sécrète. Nasse et Platner prétendent qu'un chien de 10 kilogram. sécrète 150 gram. de bile en 24 heures. Blondlot ne donne que 40 à 50 gram. Colin, sur des chevaux, a obtenu le chiffre de 6 kilogr. dans le même temps.

[1] Cl. Bernard; Leçons de physiol. expér. Paris, 1855.

Stakmann, faisant ses expériences sur des chats, a obtenu pour 1 kilog. de poids du corps 15 gram. en 24 heures, et pour un homme de 60 kilogram., il arrive à un résultat de 900 à 1,000 gram. en 24 heures.

Par sa quantité, ses qualités chimiques, la bile montre assez son importance. Le foie, avons-nous vu , tire ces matériaux du sang noir ; Bérard pense que les principes gras de la bile proviennent en partie du sang qui revient des intestins et des ganglions du mésentère, où le chyle semble perdre une partie de sa matière émulsive.

CHAPITRE V.

Du lait.

Nous venons de voir que le foie sécrète de la graisse proprement dite, et la bile, substance grasse spéciale. Il sécrète encore des principes sucrés et azotés. Ce qui est singulier, c'est que nous rencontrons le même fait dans la sécrétion laiteuse. En effet, le lait donne à l'analyse du sucre de lait, du beurre (matière grasse), et du caséum [1] (principe azoté).

La matière grasse y existe sous forme de globules qui donnent au lait sa couleur blanche et qui sont

[1] Cl. Bernard, 10e leçon.

d'autant plus abondants que le lait est plus riche en parties solides. Ces globules sont solubles dans l'éther, à peine solubles à froid dans la soude et l'ammoniaque. Ces globules du lait ne sont pas des éléments anatomiques particuliers, mais simplement des gouttes ou granulations de matière grasse en émulsion ou suspension. Ils ont chacun en particulier la consistance du beurre ; ils n'ont pas d'enveloppe ou paroi propre enveloppant la matière, ainsi qu'on l'a cru quelquefois [1].

Il est à remarquer que les mamelles sécrétant de la matière grasse, sont entourées elles-mêmes d'une atmosphère considérable de graisse.

Pendant la lactation, le sang contient beaucoup de graisse qui s'en échappe quand on bat ce liquide. Le foie en sécrète alors en abondance ; et comme elle est assez analogue aux globules du beurre, on a pensé que là pourrait être l'origine de la matière grasse du lait.

Il est bien évident que les mamelles tirent leurs matériaux du sang artériel.

[1] Nysten ; Dictionnaire de médecine, 10ᵉ édit., pag. 721.

CHAPITRE VI.

Graisse du sang.

Le sang à l'état normal contient des oléates, des margarates, des stéariates, des valérates et des butyrates de soude : tous ces sels ou acides gras y existent dans la proportion de 1 pour 1000. L'analyse chimique y démontre encore la présence de l'oléine, de la margarine et de la stéarine dans la proportion de 1,60 pour 1000, soit unis aux savons, soit en suspension à l'état de gouttelettes blanchissant le sérum. Ces principes de la deuxième classe doivent sortir de l'organisme. Ils s'y décomposent préalablement en acide carbonique et autres principes ; ils peuvent être introduits tout formés chez les animaux supérieurs. Ils sont d'origine organique, c'est-à-dire, se forment dans l'économie même d'où ils sortent.

Dans la piarrhémie, le sang malade contient de la graisse non combinée. Le sérum en est laiteux, et des globules de graisse s'aperçoivent aisément au microscope. Ce sont les plus petits qu'on puisse rencontrer.

C'est aux gouttelettes de graisse que le sérum du sang, et quelquefois le sang tout entier, doit sa teinte laiteuse, qui persiste pendant toute la durée de la digestion des corps gras, et même pendant quelques heures après. Elle est due à ce que le canal thoracique verse dans le sang une grande quantité de chyle. C'est là ce qui constitue le sang blanc ou laiteux. Pendant la digestion de matières grasses ou de viande contenant de la graisse, on trouve de plus dans le sang, hors du moment de la digestion, des gouttes huileuses, ordinairement deux ou trois fois plus grosses que celles que le canal thoracique y verse, mais qui probablement en viennent, et probablement aussi sont des gouttelettes qui se sont réunies en gouttes plus grosses[1].

CHAPITRE VII.

De la matière grasse du tissu nerveux.

La structure intime de la substance nerveuse est bien connue aujourd'hui. Elle est constituée par deux éléments essentiels : des fibres primitives et des éléments globuleux ou vésicules.

Les fibres nerveuses primitives sont constituées par un contenant et un contenu.

Le contenant, ou l'enveloppe de ces cylindres nerveux, est une membrane extrêmement délicate et transparente, qui paraît être plus mince encore dans les parties centrales (moelle et cerveau) que dans les nerfs.

Le contenu existe dans l'intérieur des tubes nerveux sous forme d'un liquide qu'on voit, sous le mi-

[1] Voir Nysten; Dictionnaire de médecine, 10ᵉ édit., pag. 971.

croscope, s'écouler lentement par l'orifice de section des tubes, se prendre aussitôt en une masse granulée et marbrée, comme s'il n'était pas constitué par une substance uniforme. Et en effet, ce contenu, solidifié dans le tube, apparaît sous la forme d'un coagulum sinueux appliqué sur les parois intérieures du tube, mais ne se prolongeant pas jusqu'au centre même, où existe une autre substance transparente (*cylinder axis* de Purkinje et Remack) coagulée et sinueuse aussi.

Il est difficile de démontrer directement la nature de ces substances. Cependant, comme les tubes nerveux composent à eux seuls une grande partie de la masse nerveuse, il est naturel de penser que la substance qu'ils contiennent est identique avec la matière cérébrale elle-même, c'est-à-dire formée par des substances grasses et albumineuses.

Du reste, les corpuscules, que l'on trouve partout où il existe de la substance grise, ont un contenu d'un jaune pâle qui paraît analogue à la substance contenue dans l'intérieur des fibres primitives.

La substance nerveuse a été examinée sous le rapport chimique, par Fourcroy et Vauquelin. L'analyse du cerveau a donné 5 pour 100 de matière grasse, 1,50 de phosphore, 80 d'eau, 7 d'albumine, 1,12 d'osmazone, 5,13 d'acides, de sels et de soufre.

D'après leurs expériences, la moelle et les nerfs auraient même composition que le cerveau.

John a reconnu que la substance grise ne contient pas de phosphore [1].

Lassaigne a trouvé que les matières grasses sont plus abondantes dans la substance blanche que dans la grise, et qu'il y a plus d'eau dans celle-ci. Quel rapport existe-t-il entre ce fait et cette opinion, que la substance blanche serait la partie conductrice, et la grise le foyer même de l'innervation?

Les matières grasses du cerveau, étudiées avec beaucoup de soin par Frémy, sont : des acides gras, acide cérébrique, acide oléophosphorique indiqué par lui pour la première fois, et des corps gras neutres, cholestérine, oléine et margarine en très-faibles proportions.

Ainsi, nous constatons la présence de la matière grasse dans la constitution des éléments primitifs du tissu nerveux. Quel rôle joue-t-elle dans un tissu de cette importance? Quel rapport a-t-elle avec les trois ordres de fibres motrices, sensitives et intellectuelles de Bonnet? Nous posons les questions, sans chercher à les résoudre.

CHAPITRE VIII.

Antagonismes.

Nous empruntons à Burdach les propositions suivantes sur les antagonismes des diverses sécrétions

[1] Voir Béclard; Anatomie générale.

graisseuses entre elles, avec d'autres sécrétions, et surtout avec la respiration. On verra facilement le rapport qui existe entre ces propositions et l'ensemble de notre travail [1].

Il y a antagonisme [2] de polarité entre les poumons et le foie. Le carbone est expulsé sous forme inorganique et gazeuse par les poumons, tandis que le foie le dépose dans les organes digestifs sous forme concrète, à l'état de combinaison organique et comme moyen d'assimilation.

Nous voyons le foie et les poumons plus développés chez les oiseaux que chez les mammifères. Cependant, le foie est plus volumineux chez les oiseaux aquatiques, les phoques et les cétacés, que chez les animaux aériens de ces deux classes.

En descendant l'échelle animale, la sécrétion biliaire devient de plus en plus prédominante, et plus aussi la respiration perd de son importance [3].

De même, chez l'homme, le foie est en raison inverse des poumons à tous les âges de la vie, depuis l'état embryonnaire.

Toutes les fois que la respiration est troublée, par exemple dans la cyanopathie, le foie a plus de déve-

[1] Burdach; Traité de physiologie considérée comme science d'observation, 2e édit., trad. Paris, 1839.

[2] Tom. VIII, pag. 159 et suiv.

[3] Tiedemann et Gmelin; Recherches expérimentales sur la digestion, tom. II, pag. 60.

loppement ; il est souvent, chez les phthisiques, fort gros et chargé de graisse, tel qu'on le trouve chez les oiseaux aquatiques ; il acquiert également plus de volume dans les contrées marécageuses, où l'on expire moins de gaz acide carbonique, et les maladies de cet organe, comme aussi les fièvres intermittentes , se voient plus fréquemment dans ces régions, tandis que les tubercules pulmonaires y sont plus rares.

Le carbone, combiné avec l'oxygène et qu'on expire, fait antagonisme au carbone combiné avec l'hydrogène qui se dépose dans l'organisme sous forme de graisse.

Plus la respiration est énergique, moins il se forme de graisse. Les animaux vivant dans l'eau ou dans les marécages sont plus gras que ceux qui se tiennent à l'air libre ou sur les montagnes. La femme a plus d'embonpoint que l'homme , l'enfant que le jeune homme

L'acide carbonique volatilisé dans la respiration fait antagonisme au carbone fixé dans le pigment. Lorsque la quantité expirée est moins considérable, comme dans les contrées chaudes et marécageuses, ou chez les personnes atteintes de tubercules pulmonaires, la peau a une couleur plus foncée, et des taches hépatiques ou même la jaunisse se voient fréquemment.

La sécrétion de la bile est en rapport avec le pigment cutané ; et, en effet, la peau est brunâtre chez les bilieux.

La graisse déposée dans des vésicules et susceptible de se transformer en d'autres substances organiques, fait antagonisme au pigment interstitiel, dépôt
plus chargé de carbone qu'elle et qui n'est point,
comme elle, propre à la réassimilation.

La peau est de couleur foncée chez les individus
maigres ; elle est blanche chez les sujets gras (Sœm-
mering).

Lorsque la formation du pigment devient plus abondante, dans l'ictère et le melæna, le malade maigrit
d'une manière rapide.

Il y a également un rapport consensuel entre la
graisse déposée à l'intérieur et le smegma cutané. La
peau est luisante chez les sujets gras, râpeuse chez
les maigres.

Les tissus cornés, les poils surtout, ont beaucoup
d'affinité avec la graisse, le pigment et le smegma cutané ; ils font antagonisme à ces sécrétions, tandis que
le caractère de substance carbonée s'efface en même
temps davantage en eux. En effet, on rencontre des
poils sur des taches brunes ou jaunes : les albinos ont
les poils fins et secs, les nègres ont la barbe clair-
semée et presque pas de poils sur le corps. Les oiseaux
et les mammifères ont leurs parties recouvertes non
colorées.

Le sang menstruel chargé de carbone, et le sperme
éminemment basique, font antagonisme aux sécrétions

carbonées, surtout à celle de la graisse, au pigment
et aux poils.

Si l'on maigrit en été, tandis que l'on engraisse en
hiver; si les alouettes, les grives, etc., prennent de
l'embonpoint en 24 heures par un temps nébuleux et
humide, puis maigrissent lorsque l'atmosphère devient
chaude et s'éclaircit, ce sont là des effets du rapport
existant entre la formation de la graisse et la transpiration, notamment l'exhalation d'acide carbonique.
Ainsi, l'on ne trouve pas de graisse sous la peau des
crapauds et des grenouilles, parce qu'elle transpire
et qu'elle exhale de l'acide carbonique avec une égale
énergie.

Les nègres suent peu ; si l'on ne voit pas de sueur
sur les taches de rousseur, c'est encore en relation
avec le pigment.

On découvre, dans la série animale, un antagonisme entre les organes aériens (peau et poumon)
d'un côté, et les deux plus grosses glandes (foie et
reins) de l'autre côté ; de sorte qu'à un degré inférieur, et notamment chez les animaux qui vivent dans
l'eau, l'éjection de substance animale a lieu sous une
forme plus combustible, celle de bile et d'urine ;
tandis qu'à un degré supérieur, et principalement chez
les animaux qui vivent dans l'air, elle s'opère sous une
forme plus comburée, celle de vapeur aqueuse et d'a-
cide carbonique. Ainsi, le foie et les reins prédominent
chez les mollusques ; la peau et les organes respira-

toires chez les animaux articulés. Le premier rapport s'observe également chez les poissons et les reptiles; le second chez les oiseaux et les mammifères.

Les tissus inférieurs se déposent consensuellement autour des tissus supérieurs; mais on rencontre aussi un rapport d'antagonisme entre ces deux ordres de tissus.

CHAPITRE IX.

De l'engraissement et de l'amaigrissement.

—

ARTICLE PREMIER.

De l'engraissement et de l'amaigrissement naturels chez l'homme.

Nous définissons l'engraissement et l'amaigrissement naturels, ceux qui surviennent, soit par suite des dispositions propres au sujet, soit sous l'influence des circonstances extérieures dans lesquelles il se trouve naturellement placé et sans les rechercher.

Nous suivrons la méthode adoptée en hygiène, et nous examinerons successivement les circonstances qui favorisent la formation de la graisse. Ces circonstances sont de deux ordres, celles que l'on appelle non naturelles, prises en dehors du sujet, que nous classerons ainsi : 1° *ingesta* ; 2° *circumfusa* ; 3° *gesta* ; 4° *excreta* ; 5° *applicata* ; 6° *percepta*, et celles qui sont propres à l'individu : tels que l'âge , le sexe , le tempérament, l'idiosyncrasie, etc.

1° *Ingesta.* — Nous avons vu que l'organisme vivant peut sans doute former de toutes pièces une petite quantité de graisse , mais qu'il emprunte la majeure partie aux aliments qui la présentent toute formée à l'absorption intestinale.

Une alimentation composée particulièrement de sub stances qui renferment beaucoup de graisse, doit donc favoriser tout naturellement l'engraissement.

Les féculents, si rapprochés des substances grasses par leur composition intime et dont l'homme fait la base de sa nourriture journalière, la favorisent aussi beaucoup.

Nous avons vu, en effet , que ce sont ces principes qui sont transformés en graisse dans nos tissus.

Nous retrouvons la graisse et la fécule associés en diverses proportions dans les productions naturelles du sol : le blé , le maïs , les haricots , les pommes de terre, etc., et cette association, aidée par une certaine quantité de sucre brut, produit plus sûrement son effet. L'on sait que les pâtisseries doivent être défendues aux obèses.

On a prétendu que le sucre était capable d'engrais- ser. On se fondait sur ce que l'on avait remarqué que les nègres engraissaient lors de sa récolte et de sa fabrication. Mais l'on n'a pas fait assez attention à la proportion de matière grasse que la mélasse renferme, et dès-lors ce fait rentre sous la loi commune.

Une alimentation excessive composée de principes gras féculents et sucrés doit produire généralement l'obésité.

Les boissons jouent un rôle assez considérable dans l'engraissement naturel, et viennent en aide à l'alimentation grasse et féculente. La bière, qui, outre une grande quantité d'eau, renferme de la fécule, le favorise notablement ; aussi rencontre-t-on l'obésité plus communément dans les pays où l'on en fait un usage habituel. Du reste, le laitage n'y contribue pas peu, par l'introduction de principes gras en assez grande abondance dans l'économie.

Les peuples des régions polaires ingèrent de grandes quantités d'huile de poisson. On comprend, dès-lors, que cette proportion considérable de matières grasses n'étant pas entièrement brûlée par la respiration, une partie s'en dépose dans l'organisme, sous forme de tissu adipeux ; aussi la plupart de ceux qui suivent un pareil régime, sont-ils remarquables par leur embonpoint.

2° *Circumfusa.* — L'homme est surtout influencé par les qualités de l'atmosphère. Une atmosphère lourde, humide, favorise la déposition de la graisse dans les tissus par divers modes, et entre autres en

les imbibant et les relâchant. C'est en Hollande, en
Belgique, en Angleterre, pays froids et humides, que
l'on rencontre communément ces individus indolents,
doués d'un embonpoint considérable, qu'ils doivent
tout à la fois à l'air au milieu duquel ils sont plongés,
au peu d'exercice qu'ils font et à la nourriture substan-
tielle qu'ils mettent en usage.

Il est remarquable que les bouchers et les charcu-
tiers sont généralement très-disposés à devenir gras.
Cela est dû surtout à l'absorption des matières grasses
et des émanations au milieu desquelles ils vivent.

3º *Gesta.* — Une double cause d'obésité résulte
de la prolongation du sommeil et du défaut d'exercice.
L'indolence naturelle à certains individus les porte
invinciblement au repos, et leurs pertes étant dimi-
nuées pendant que l'assimilation au contraire est plus
puissante, ils tournent à la graisse avec la plus déplo-
rable facilité. Cependant certains exercices, tels que
celui du cheval, font prendre du ventre. Il est facile de
comprendre quelles sont les professions qui favorisent
l'obésité.

4º *Excreta.* — En général, les excrétions et les sécrétions peu abondantes doivent favoriser l'embonpoint,
si l'assimilation se fait bien. Si l'excrétion pulmonaire
est diminuée, comme chez les oiseaux aquatiques,
dans les pays humides, nous voyons apparaître la

graisse : nous avons vu également les causes pathologiques agissant sur les poumons et diminuant leur
action amener sa formation.

L'excrétion cutanée peu abondante est une cause
favorable, et Bordeu fait remarquer que la transpiration retenue semble se changer en graisse: l'air ra-
fraîchi, dit-il, la laisse mieux germer que le temps
chaud.

La sécrétion spermatique venant à diminuer, c'est
alors que l'homme est plus disposé à l'obésité. Les
eunuques engraissent plus facilement que les autres
hommes, et l'on connaît les effets de l'abstinence sur
ceux qui sont tenus de l'observer.

Tout individu qui sécrète peu de bile, peu de lait,
doit engraisser puisqu'il perd peu de matériaux et
précisément peu de matière grasse, qui peut rester par
conséquent dans les tissus.

5o *Applicata.* — Si la disposition à l'obésité existe,
et que les tissus relâchés, à fibre molle, ne soient pas
soutenus, ils se laisseront distendre passivement, et
l'embonpoint pourra devenir énorme. L'abdomen, surtout chez les femmes, est sujet à cette surcharge de
graisse. Il est bon dès-lors de la prévenir en donnant
de la tonicité aux tissus, au moyen de vêtements ser-
rés et de ceintures convenablement appliquées.

Faute de se servir de la compression, l'obésité fait
toujours des progrès, force au repos, et se confirme

6

par un enchaînement de causes qu'il est facile de comprendre.

6º *Percepta*. — De même que nous verrons que la privation de l'exercice des sens favorise la formation de la graisse, chez les ortolans par exemple; de même aussi l'inactivité des sens chez l'homme, où les impressions sont bien autrement vives, dispose à l'engraissement. Ainsi, les aveugles, qui du reste font peu d'exercice, ont en général assez d'embonpoint. Une imagination paresseuse, une intelligence peu développée, peu exercée, une affectivité obtuse, l'incurie, etc., coïncident avec la lenteur des mouvements, le calme des fonctions vasculaires et respiratoires, et prédisposent à l'obésité.

Circonstances propres à l'individu.

1º *Age*. — Dans la première enfance, le corps est généralement chargé d'une assez grande quantité de graisse qui s'accumule surtout dans le tissu cellulaire sous-cutané. Elle est peu abondante dans la dernière période, et reparaît à l'époque de la puberté, surtout chez la petite fille qui voit arrondir ses formes.

Chez l'homme adulte, d'un embonpoint ordinaire, la graisse est un vingtième du poids du corps. Dans les cas de polysarcie, elle peut égaler la moitié et même les quatre cinquièmes. Wadd parle d'un homme pesant 980 livres.

L'âge où la bonne graisse se forme est communément l'enfance, puis le déclin de l'âge viril chez les
hommes, et la fin des règles chez les femmes.

2° *Sexe*. — En raison de leur vie, moins active que
celle des hommes, les femmes, outre qu'elles ont la
fibre plus molle, sont plus disposées à engraisser.

3o *Tempéraments*. — Entre toutes les causes de
l'obésité, le tempérament lymphatico-sanguin se dis-
tingue par la facilité avec laquelle il y dispose les
individus. Le nerveux et le bilieux forment, sous ce
rapport, un contraste remarquable avec le précédent.
Le sanguin peut la permettre jusqu'à un certain point.
Quand le tempérament bilieux, qui est réfractaire,
se trouve remplacé par le tempérament lymphatique
ou lymphatico-sanguin, on voit survenir l'obésité.

4o *Idiosyncrasies*. — Les individus ont plus ou
moins d'aptitude à s'engraisser. Chacun vit à sa manière, et l'on ne peut qu'indiquer les conditions dans
lesquelles apparaît la polysarcie. Tantôt la disposition
organique à cet état est telle, qu'il se fait une sécrétion exubérante de graisse sans qu'il existe aucune des
circonstances qui lui donnent ordinairement naissance;
tantôt, au contraire, on est exposé à plusieurs des
causes les plus puissantes de l'obésité, et le corps
reste dans un état modéré d'embonpoint et même dans
un état de maigreur assez prononcé.

A l'état physiologique, avec un embonpoint modéré, le corps présente certaines parties qui sont plus char-gées de graisse que d'autres, qui même n'en présen-tent jamais.

On connaît cette conformation particulière aux fem-mes de la tribu des Bochisman, qui présentent une saillie graisseuse très-forte sur les fesses, et dont la Vénus hottentote a présenté un remarquable exemple à Paris [1].

On voit de même la graisse surcharger la queue de certains moutons du cap de Bonne-Espérance et de Barbarie, le dos des chameaux et des dromadaires, etc.

Les races également ont une certaine influence; si la race caucasique est disposée à l'embonpoint, les races malaise et mongole y sont peu disposées, au contraire [2].

L'amaigrissement naturel arrive par suite de cir—constances inverses.

Une alimentation privée de principes gras, des boissons alcooliques surtout, prises en excès, amène-ront la maigreur ou l'hydropisie.

Les pays chauds, en donnant aux habitants un tempérament bilieux, et par les déperditions qu'ils

[1] Cette Hottentote mourut à Paris et fut disséquée par de Blain-ville, qui examina la graisse amoncelée au-dessus des fessiers et n'y trouva aucune différence avec celle du tissu cellulaire sous-cutané ordinaire.

[2] Voir Dict. en 60 vol., art. *Obésité*.

font subir, s'opposent ainsi aux effets ordinaires d'un régime qui, sous d'autres latitudes, eût procuré l'obésité.

Une vie agitée, un esprit continuellement tendu, la veille, font maigrir et amèneraient l'exténuation et la mort si l'on n'y mettait un terme.

L'abus des plaisirs de l'amour, en évacuant une grande quantité de sperme, fait perdre au sujet beaucoup de forces et amaigrit rapidement.

L'âge du développement est incompatible en général avec l'embonpoint ; enfin, il est tel individu qui est réfractaire absolument et qui n'engraissera jamais, quoi qu'il fasse. S'il existe une cachexie graisseuse (Bordeu), on peut dire qu'il y en a une aussi qui est celle de la maigreur.

ARTICLE II.

De l'engraissement et de l'amaigrissement naturels chez les animaux.

Les animaux, vivant dans le même milieu que l'homme et soumis en partie aux mêmes influences, s'engraisseront naturellement ou bien maigriront d'après les mêmes conditions.

Il est à remarquer que dans les pays humides, à gras pâturages, où les habitants sont disposés à l'obésité, là aussi se trouvent les animaux les plus gras, et les opérations pour l'engraissement réussissent le mieux. Ainsi, dans ces pays, l'alimentation grasse dispose les animaux à engraisser ; les pâturages, les farineux semblent posséder plus de principes gras et être plus propres à l'engraissement. Nous voyons, au contraire, dans les pays arides, où le soleil dessèche les végétaux à la surface du sol, de maigres et rares troupeaux ; les opérations pour l'engraissement n'y peuvent pas réussir. Les animaux qui engraissent naturellement doivent donc, en même temps qu'ils prennent une bonne nourriture, perdre le moins possible par les diverses sécrétions et excrétions. En effet, dans les pays humides, la respiration et la transpiration ne s'exercent que faiblement.

On voit aussi les opérations pour engraisser les animaux domestiques réussir en automne, saison humide ; et Bordeu [1] fait remarquer que cette saison est celle que la nature a affectée au domaine de la graisse. On voit, en effet, dit-il, le gibier engraisser en peu d'heures.

Les chasseurs savent vous dire qu'il sera plus gras aujourd'hui qu'hier. Une journée un peu sombre, un brouillard épais rendent les grives des Pyrénées, qui ne valaient rien la veille, plus délicieuses que Lucullus ne pouvait les manger. Ces oiseaux s'engraissent du soir au matin.

[1] Bordeu ; Analyse médicinale du sang. Paris, 1775, pag. 450.
— Stahl ; Physiologie, sécrétion graisseuse.

Les animaux engraissent beaucoup mieux quand ils ont été châtrés ; ce moyen semble indispensable dans l'engraissement artificiel de quelques-uns. Il se pratique sur les mâles et les femelles des mammifères et des oiseaux ; chez ces derniers, il a reçu le nom de chaponnage.

Certains animaux engraissent difficilement ou même sont complètement réfractaires.

On a remarqué, par exemple, que les oies criardes, turbulentes, non-seulement ne prennent pas de graisse, mais encore font échouer l'opération sur leurs compagnes ; elles font le désespoir des éleveurs (L. Boyer).

Il faut admettre en outre une disposition spéciale de l'organisme à l'assimilation des principes gras. Un animal s'engraisse plus facilement et bien mieux qu'un autre ; les herbivores, mieux que les carnivores, ou plutôt ces derniers, à l'état sauvage, restent toujours dans un état d'embonpoint bien voisin de la maigreur.

Les herbivores ont une vie végétative très-énergique ; ils peuvent s'assimiler beaucoup plus de nourriture qu'il ne leur en faut pour réparer leurs pertes, aussi engraissent-ils très-facilement. Les carnivores, au contraire, avalent le nécessaire ; leurs besoins sont plus restreints, car leur peau est dépourvue de pores et ils transpirent fort peu. Ceux qui engloutissent beaucoup de nourriture n'engraissent pas, car chez eux tout est brûlé, et le mouvement de composition et de décomposition organique est infiniment accéléré par la rudesse incessante du genre de vie qu'ils mènent.

Le régime et nombre d'agents hygiéniques influent sans doute beaucoup sur l'engraissement, mais la disposition existe, qu'elle soit innée ou qu'elle soit acquise.

Sous ce rapport, l'homme ressemble tantôt aux herbivores et tantôt aux carnivores. De plus, il y a chez lui l'influence toute-puissante de l'être moral sur l'être physique.

Il est facile de comprendre, d'après ce qui précède, dans quelles circonstances surviendra l'amaigrissement naturel chez les animaux [1].

ARTICLE III.

De l'engraissement artificiel (des oiseaux et des mammifères).

L'engraissement artificiel des animaux consiste à les soumettre à un régime qui leur fasse prendre une certaine quantité de graisse. Leurs chairs deviennent ainsi plus succulentes, et la graisse qui se ramasse sous la peau ou dans l'abdomen de certains d'entre eux, joue un grand rôle dans l'art culinaire.

Dans toute opération bien conduite, et pour avoir du succès, il faut choisir avec soin des animaux jeunes, aptes, bien portants, bien conformés et n'ayant pas souffert.

[1] Sur les maladies considérées comme cause d'amaigrissement : voir Bordeu, ouvrage cité.

Il faut disposer d'une nourriture abondante et de bonne qualité ; varier l'alimentation ; enfin distribuer la nourriture avec beaucoup de régularité.

L'engraissement artificiel est ordinairement précédé de l'emploi d'un régime préparatoire. Persoz et M. Boyer font remarquer que les engraisseurs expérimentés poussent à la chair avant de pousser à la graisse.

Un animal est en chair, lorsque l'accumulation de la graisse n'est pas encore apparente. En cet état, le bœuf fournit en moyenne, pour 100 kil. de poids vivant, 50 à 55 kil. de viande nette, et 4 à 5 kil. de suif.

Il est gras lorsque l'embonpoint est très-prononcé (55 à 60 kil. de viande, 5 à 8 kil. de suif) ; enfin, il est fin gras quand l'embonpoint est extrême (60 à 65 kil. de viande nette, 6 à 8 kil. de suif).

On engraisse certains mammifères pour que leur chair devienne meilleure : ainsi, les bœufs, les moutons ; d'autres, le porc, par exemple, pour le lard qu'il fournit si abondamment.

On engraisse aussi des oiseaux (ortolans, dindons, chapons) qui paraissent avec honneur sur nos tables. Quelques-uns sont recherchés pour leur graisse, qui a des qualités particulières, et pour leur foie surtout, qui acquiert une merveilleuse aptitude à se surcharger de graisse : ainsi les oies, les canards.

C'est en condamnant ces derniers animaux à une immobilité aussi complète que possible et en les gorgeant d'aliments non azotés, que l'on parvient à accumuler en eux d'énormes quantités de matières grasses.

On enferme les ortolans dans l'obscurité; on leur crève les yeux, comme si la vue et le mouvement s'opposaient également à la formation de la graisse, et, dit Bordeu [1], comme si le déplaisir de la prison où on les enferme les portait au sommeil et les tournait à la graisse.

«Le jabot des oies que l'on guède par force acquiert une étendue énorme; il devient si lourd, qu'il emporte tout le reste du corps par son poids; il rend l'animal immobile et désormais occupé uniquement à digérer par force, à devenir un être approchant du végétal, sans autre force que celle de la force vitale et digestive. Ce qu'il y a de singulier, c'est que ces animaux qu'on nourrit par force et qu'on engraisse malgré eux, s'accoutument et se plaisent à cet avalement paresseux et passif. Tout leur sentiment est concentré dans celui de l'estomac; le désir de la conservation ou de la digestion a éteint tous les autres. Leur foie acquiert une grosseur et une blancheur remarquables. La cachexie (diathèse) graisseuse a vaincu la bilieuse.»

Persoz a expérimenté sur dix oies qu'il engraissait artificiellement. Il a vu que toutes n'ont pas supporté le régime d'alimentation adopté pendant le même nombre

---

[1] Bordeu; *loc. cit.*

de jours, et il conclut avec les éleveurs d'Alsace,
qu'une oie ne peut être engraissée avec profit, si l'on
est obligé de la tuer, soit avant dix-huit, soit après
vingt-quatre jours d'engrais.

Toutes ces oies augmentaient de poids ; cependant
il arriva un moment où le nº 1 présenta des excréments
lactescents qui contenaient beaucoup plus de graisse
que ceux des autres. Elle perdit de son poids, à partir
de ce moment. Les éleveurs ne se trompent pas à ce
signe fourni par les excréments lactescents ; ils tuent
l'animal avant que cette période de désagrégation,
comme l'appelle Persoz, ne l'ait fait complètement re-
devenir maigre.

Le sang des oies engraissées est parfois tout à fait
rouge, d'autres fois d'un blanc rosé, le plus ordinairement, enfin, il est blanc ; il a l'aspect de la crême.

Les matières grasses qui l'ont dénaturé ont plus
d'analogie avec la graisse du maïs, qu'avec celle des
tissus de l'animal [1].

---

[1] M. le professeur Boyer, dont les premières recherches datent
de la même époque que celles de M. Persoz, a vu les mêmes faits
que lui. Il a noté plusieurs cas dans lesquels le dévoiement gras
a détruit irrévocablement l'engraissement ; l'animal rentre alors
bientôt dans l'état normal. Les oies très-vives et très-criardes
ne s'engraissent jamais et nuisent à l'engraissement des autres.
Les oies calmes et apathiques sont les sujets les plus favorables.
Celles qui tiennent le milieu offrent souvent le phénomène du
désengraissement : dès-lors elles deviennent réfractaires pour toujours ou pour longtemps.

Les oies engraissées sont moins charnues que les maigres. En effet, la fibre musculaire d'une oie maigre pesant 0k,881, celle d'une oie grasse pèse d'après Persoz 0k,798 seulement.

Si ce fait est en contradiction avec les observations de Liebig, c'est que l'oie qu'il a engraissée ne pesait que deux kilos, tandis que celles de Persoz pesaient plus de 3 kilos en moyenne. Dès-lors on doit penser que l'animal n'étant pas arrivé au terme de son accroissement, les premières quantités de maïs ont servi à son développement. Du reste, cette oie n'eût pas vécu trente-six jours si elle eût été gavée, et si elle eût mangé 640 gr. de maïs, moyenne de celles de Persoz, au lieu de n'en prendre que 333 gr.

Une oie après avoir été engraissée contient une quantité de graisse supérieure à l'augmentation de poids qu'elle a subie.

Lereboullet a examiné au microscope les foies gras d'oie et de canard.

Les cellules de ces foies diffèrent des cellules grais-

Le sang, nous a dit M. Boyer, offre des phénomènes remarquables ; les globules rouges se réduisent, pour le nombre, à la demie, au tiers, au quart ; arrivé à ce point, l'animal périt. En même temps, il y a des globules blancs tout à fait graisseux ; le plasma n'a presque plus de fibrine, la graisse le remplace ; la respiration et la circulation se ralentissent de plus en plus, etc. L'animal périt d'asphyxie ; l'excitabilité musculaire est presque éteinte, la caloricité très-diminuée ; presque plus de rigidité cadavérique, de coagulum sanguin, etc.

seuses pathologiques, en ce que la graisse qui remplit les premières reste sous la forme de gouttelettes distinctes accumulées dans la cellule, tandis que, dans les cellules pathologiques, la graisse se réunit en gouttes de plus en plus volumineuses, et finit par former le plus souvent une grosse goutte unique qui distend la cellule comme un ballon.

Les cellules graisseuses des oies ressemblent, sous le rapport de la disposition de la graisse dans leur intérieur, aux cellules graisseuses physiologiques du fœtus, ou à celles des animaux inférieurs.

Si l'on peut provoquer à volonté la formation de la graisse dans les animaux, on peut aussi les amaigrir, en les soumettant, par exemple, au régime qui constitue l'entraînement. Cela se pratique surtout sur les chevaux.

L'homme lui-même en est susceptible : les jockeys et les lutteurs y puisent leur agilité et leur vigueur [1].

Je dirai quelques mots de l'alimentation insuffisante. Chossat a nourri des pigeons uniquement avec du blé qui contient peu de chaux : d'abord ils s'en sont trouvés bien, et ils ont même engraissé ; mais au bout de deux ou trois mois leurs fèces sont devenues molles, diffluentes, ils ont eu une soif vive et ont maigri de plus en plus. Enfin, la mort est arrivée après huit mois, à suite d'une diarrhée attribuée par Chossat à l'insuffi-

[1] Voir L. Boyer ; Études historiques sur l'hydrothérapie.

sance de la matière calcaire (phosphate de chaux) que les pigeons aiment à manger.

L'alimentation insuffisante, portée à un très-haut degré, tue comme la privation absolue des aliments, lorsque le corps a atteint un degré d'amaigrissement au-delà duquel, ainsi que l'a démontré Chossat, la vie devient impossible.

Les phénomènes de l'alimentation insuffisante se confondent alors, tout en étant moins rapides, avec ceux de l'inanitiation, ou passage graduel du corps à un état dont le terme est l'inanition.

Chossat[1] a établi que le résultat le plus constant de la privation des aliments, est la diminution graduelle du poids du corps. Lorsque la perte s'élève aux 0,4 du poids initial, les animaux inanitiés périssent. La mort arrive également, mais un peu plus tard, dans les cas d'alimentation insuffisante. La diminution de la chaleur est alors très-remarquable.

Les animaux très-gras perdent jusqu'à 0,5, et ceux qui sont très-jeunes peuvent perdre jusqu'au 0,2 de leur poids.

L'absence à peu près complète de graisse a été constatée à l'autopsie des animaux inanitiés, et, en effet, Chossat a trouvé que la graisse perd 0,933, c'est-à-dire 0,533 au-dessus de la moyenne 0,400.

---

[1] Voir son remarquable mémoire, dans les Annales d'hygiène publique, 1re série, tom. XXX.

L'oscillation diurne et moyenne de la chaleur animale, qui dans l'état normal de l'alimentation est 0,74,
devient dans l'inanitiation 3,28.

Le refroidissement est en moyenne de 0,3 par jour,
mais dans le dernier jour il augmente. L'abaissement
total est en moyenne, 16°,3. La mort arrive par le
froid. (Voir à ce sujet les études très-intéressantes de
M. le professeur Martins.)

CHAPITRE X.

Des altérations graisseuses de nos tissus.

La graisse, dont l'étude est si intéressante dans l'état
physiologique, joue également un rôle très-important
dans les altérations pathologiques de nos organes. Il
n'est pas rare de voir, en effet, nos tissus modifiés,
soit par simple accumulation de la graisse sans transformation, soit par transformation même des éléments
du tissu en graisse (substitution graisseuse). Le système musculaire, tant de la vie organique que de la
vie animale, présente le plus communément la dégénérescence graisseuse; vient ensuite le parenchyme du
foie. Les systèmes osseux et nerveux donnent aussi ,
mais plus rarement, des exemples de ces dégénérescences.

Partout elles s'accomplissent de la même manière ,

sous l'influence des mêmes conditions. M. Cruveilhier [1] établit en principe que nos tissus sont inaltérables ; ils ne sont susceptibles, dit-il, que d'hypertrophie et d'atrophie ; mais ces états ne sont le plus ordinairement qu'un élément de lésion et non point une lésion proprement dite ; très-souvent ils coexistent dans le même organe.

Nous verrons si l'un ou l'autre est la cause des dégénérescences graisseuses.

§ 1er.

Système musculaire de la vie animale et de la vie organique.

L'altération graisseuse des muscles n'est jamais générale. Certains muscles, le plus habituellement, et quelques points de ces mêmes muscles seulement, en sont atteints.

Les altérations les plus communes sont celles du triceps crural, des muscles de l'éminence thénar, des fessiers, des muscles de la cuisse, des longs du dos, à leur partie lombaire surtout.

La langue a été vue aussi, soit en partie, soit en totalité, changée en graisse.

L'adipification atrophique des muscles envahit les organes conservant leur volume normal ou bien après une diminution considérable de volume.

Il faut bien distinguer les métamorphoses des pro-

[1] Cruveilhier ; Anatomie pathologique, tom. III. Paris, 1856.

ductions adipeuses, l'exhalation surabondante de la
graisse dans un muscle, d'avec la transformation graisseuse substitutive, qui ne respecte pas la fibre de ce
muscle.

Les muscles convertis en tissu graisseux ou en voie
de transformation, offrent, suivant les différentes
phases de la dégénération, une dégradation de teinte
allant du rose pâle au gris pâle, en passant par les
nuances orange pâle, chamois, peau de daim. Souvent,
à l'aide d'une forte loupe, on remarque à leur surface
des vésicules de graisse [1].

A l'examen microscopique, on n'a pas toujours
constaté les mêmes altérations. Il existe, en effet,
quatre sortes de lésions des muscles : l'atrophie simple, la dégénérescence fibreuse, la graisseuse, et enfin
l'atrophie œdémateuse de M. Cruveilhier [2].

Les micrographes ne sont pas d'accord sur ce fait.
« La substance propre de la fibre se transforme-t-elle
en tissu graisseux, ou bien des globules de graisse se
forment-ils petit à petit en dedans du sarcolemne, de
manière à faire disparaître par résorption les éléments
normaux de la fibre ? »

Ch. Robin dit « que les faisceaux striés, enveloppés
de leur sarcolemne, perdent de leur régularité et se

---

[1] Voir Thèses de Paris, 1859 : Étude sur la paralysie musculaire atrophique, par Seeligmann.

[2] Voir son Observation, dans Archives générales de médecine,
janvier 1856.

remplissent de granulations moléculaires, bien longtemps avant d'avoir diminué de volume de moitié.
Lorsque leur volume est réduit à ce point, aucun n'offre
plus trace de stries et se trouve rempli de granulations
grisâtres de volume presque uniforme. Ces granulations
ne sont pas graisseuses, du moins il en est fort peu
qui le sont.

» Les faisceaux, ainsi devenus granuleux, ne dimi-
nuent guère de volume au-dessous de la moitié du diamètre normal. Arrivés à ce point, ils se résorbent
tout à fait : 1° soit en offrant çà et là des interruptions,
disparaissant comme des barres de plomb qui fondent
par leurs bouts, et devenant de plus en plus courtes
sans perdre beaucoup de leur diamètre ; 2° soit en étant
comprimées par les vésicules graisseuses voisines et
s'aplatissant avant de disparaître tout à fait. Alors, au
fur et à mesure que les faisceaux disparaissent, les
vésicules adipeuses en prennent la place et se substi-
tuent aux éléments musculaires. »

M. Bardeleben (de Greifswald [1]) n'a vu aucune
trace de faisceaux musculaires primitifs, mais seulement de la graisse et un peu de tissu fibreux. La
graisse se présentait en partie sous forme de gouttelettes et principalement de cellules graisseuses, dans
l'intervalle du sarcolemne des faisceaux primitifs qui
existaient antérieurement.

[1] *Ienaische Annalen,* II, 1, pag. 14.

Les cellules adipeuses ou gouttelettes de graisse étaient disposées par rangées nettement limitées, de la largeur des faisceaux primitifs, fortement serrées les unes contre les autres. Chacune de ces rangées était bornée de chaque côté par une raie étroite à couleurs bien tranchées ; cette raie était encore plus facile à reconnaître dans les points où, par suite de la compression, le contenu graisseux avait été entraîné ou écrasé. Les amas de tissu adipeux étaient donc contenus dans des tubes amorphes, dépourvus de structure, que l'auteur considère comme les enveloppes des faisceaux musculaires primitifs privés de leur contenu normal.

M. Dusseau a remarqué dans les muscles du malade de M. Schneevogt [1], des gouttelettes de graisse qui semblent sorties du sarcolemne.

Près du foyer de la dégénérescence, les gouttelettes augmentent et sont mêlées de cellules adipeuses à beaux cristaux, mais les stries transversales des fibres peuvent encore être distinguées. Au foyer même, le tissu musculaire a complètement disparu, et se trouve remplacé par un amas irrégulier de cellules adipeuses interposées à du tissu cellulaire.

Valentiner [2] a vu des faisceaux sans stries transversales qui avaient disparu, ils contenaient des molécules

[1] *Nederlandsch Lancet*, 1854, nos 3 et 4.
[2] Valentiner ; *Prager Vierteljahrschrift,* tom. II, 1855.

graisseuses ; dans d'autres faisceaux, beaucoup de fibres n'existaient plus, elles étaient remplacées par un
amas de graisse, tantôt sous forme de gouttelettes,
tantôt sous forme de granulations.

L'atrophie graisseuse (Cruveilhier) des muscles de
la vie organique est rare et jamais complète, car avant
ce terme, le muscle ne pouvant plus fonctionner, la vie
s'éteint. Le cœur, par exemple, n'a jamais été vu
complètement changé en graisse ; cependant sa dégénérescence partielle est malheureusement assez peu
rare [1]. L'atrophie des fibres musculaires du tube
digestif (Cruveilhier, pl. 6, 26e livraison, cas des
noyaux de cerises), celle de la vessie, ont été vues,
mais très-rarement.

Le cœur est surchargé de graisse chez les sujets
obèses, et quelquefois même il a été trouvé, sur des
sujets décharnés, comme perdu au milieu de cette masse
de tissu adipeux qui s'amoncèle à sa surface.

La dégénérescence graisseuse, beaucoup plus rare
que la surcharge, consiste en une infiltration de la
substance musculaire du cœur par une matière qui
a les propriétés physiques et chimiques de la graisse.
Cette graisse peu à peu se met à la place des fibres, qui
disparaissent.

Dans les cas les plus graves, là couche musculaire

[1] Quain en a réuni 83 observations. (Archives générales, 1851,
tom. XXVI, pag. 91.) — Voir L. Boyer; Études sur les maladies
du cœur.

la plus profonde et les colonnes charnues conservent seules les caractères de la fibre musculaire.

La lésion se borne le plus souvent à la pointe, et peut être une cause de rupture.

Cette altération est semblable à la dégénérescence graisseuse que Haller et Vicq-d'Azyr ont signalée dans les muscles [1].

Tant que le tissu adipeux s'amoncèle sur le cœur, les fibres sont aussi nombreuses, tout aussi résistantes, non moins colorées qu'à l'état normal ; mais à mesure que la graisse s'accumule entre le péricarde et elles, elles se décolorent, se ramollissent, et enfin se résorbent en procédant de dehors en dedans, de telle sorte que les plans superficiels disparaissent les premiers, sans que les profonds soient le moins du monde influencés [2].

D'après M. Andral [3], on peut dire très-exactement que le cœur a subi une transformation graisseuse. On voit, en effet, quelquefois la graisse déposée, non pas seulement dans l'intervalle des fibres, mais bien dans leur trame même. Comme Laennec, il n'a jamais vu cette fibre musculaire infiltrée de graisse qu'à la pointe et dans des points très-circonscrits, Une teinte jaunâtre semblable à la teinte des feuilles mortes, accompagne cette infiltration graisseuse.

[1] Aran ; Manuel pratique des maladies du cœur.
[2] Pigeaux ; Traité pratique des maladies du cœur. Paris, 1839.
[3] Andral ; Anat. pathol., vol. I, pag. 318.

§ 2.

Système osseux.

M. Chambers[1] a vu dans un cas la dégénérescence graisseuse des muscles envahir aussi les os du même sujet. Une portion du tibia examinée était molle et friable ; à peine si son tissu offrait au couteau la résistance du cerveau. Elle devait sa forme uniquement au périoste très-développé qui l'entourait. Sous le microscope, l'os tout entier, jusqu'à une demi-ligne à partir de sa surface externe, se composait de grosses vésicules graisseuses contenant, les unes une huile blanche, les autres une huile rougeâtre.

L'espace compris entre elles était rempli de globules de différents diamètres, la plupart du volume des globules du sang et d'une couleur rouge terne. Elles semblaient être formées par l'agrégation de granules, et plusieurs d'entre elles contenaient un noyau peu distinct. La partie contiguë au périoste, qui, sous le couteau, était de la consistance de l'os sain, présentait de petites îles opaques de tissu osseux, qui cependant n'offraient pas l'aspect du tissu normal ; les corpuscules osseux étaient indistincts, et les canaux de Havers ne se voyaient guère. Ces îles étaient entourées d'un tissu plus transparent, qui lui-même était em-

---

[1] Chambers ; *Medico-chirurgical transactions*, 1854, pag. 19.

brassé à son tour par un tissu fibreux dans lequel se trouvaient des globules graisseux de différents diamètres et quelques vésicules graisseuses de forme ovale. Soumis à l'action de l'acide chlorhydrique, il s'en dégageait de l'acide carbonique.

M. le professeur Boyer décrit, dans les lésions qui altèrent la constitution intime du tissu osseux, le ramollissement gras des os.

Les os spongieux se laissent facilement déprimer avec le doigt : un instrument émoussé les coupe comme un morceau de cire encore molle. La substance compacte se trouve réduite à une lamelle extrêmement mince, qui a même disparu en certains points. Malgré la macération, il reste une matière jaunâtre graisseuse, répandant l'odeur du lard ranci, que l'on ne peut parvenir à faire disparaître.

Dans les os longs, la même altération se remarque aux extrémités spongieuses : le canal médullaire est agrandi et la substance compacte, plus mince, poreuse, transparente, laisse suinter de la matière grasse. Ces os sont dévorés de préférence aux parties molles par les rats d'amphithéâtre, à raison de la grande quantité de graisse qu'ils renferment.

On la retire de ces os par macération et ébullition, et, plus elle est abondante, plus la matière animale organique et le phosphate de chaux subissent une diminution notable [1].

---

[1] L. Boyer ; Essai sur l'anatomie pathologique du système osseux.

§ 3.

Système nerveux.

Le système nerveux central et périphérique est susceptible de subir la transformation graisseuse. On sait qu'il peut s'atrophier par macilence ou par dégénération grise.

Un cordon peut être atrophié, quoiqu'il ait augmenté de volume : 1° par accumulation de graisse dans la gaîne névrilématique (toute tumeur dans un nerf est cause d'atrophie) ; 2° par épaississement du névrilème.

Il faut bien distinguer la dégénération graisseuse de la grise. Dans celle ci, les nerfs, petits, gris, transparents, doivent cet aspect à une substance grise analogue à celle des ganglions. Le type est fourni par cette lésion singulière du nerf optique, qui a perdu ses fonctions depuis longtemps.

Le tissu nerveux est imprégné de sérosité ; jamais il n'y a de graisse dans l'intérieur de la gaîne. Cependant le sciatique d'anciens paraplégiques présente le même volume ; mais la graisse est interposée aux fibres

---

Montpellier, 1833. — M. Boyer a distingué le ramollissement inflammatoire, rachitique, gras partiel, gras général (ostéomalacie), par infiltration tuberculeuse, cancéreuse, par carie, etc. Très-longtemps après, MM. Velpeau et Richet se sont occupés du même sujet, sans connaître, sans doute, le travail de M. Boyer, car ils ont cru être les premiers à signaler cette altération.

nerveuses grises, et par conséquent celles-ci sont plus petites ou moins nombreuses [1].

La chimie a démontré que dans l'encéphale existent normalement plusieurs matières grasses. Sont-ce ces matières qui, surabondamment sécrétées ou altérées dans leurs qualités, sont l'origine de quelques productions morbides formées par une matière grasse qu'on a quelquefois rencontrée dans les centres nerveux [2] ?

La moelle, dans toute sa longueur ou bien dans une de ses parties, peut être ramollie dans toute son épaisseur, à son centre, ou bien dans ses faisceaux postérieurs ou antéro-latéraux. Elle peut être aussi indurée.

Par le moyen du microscope, M. Schneevogt a trouvé, outre les myélocystes ou éléments normaux de la moelle, beaucoup de cellules adipeuses et des corps granuleux opaques, qui semblaient formés par l'agglomération de globules graisseux.

M. Virchow [3] a vu la substance blanche des cordons postérieurs de la moelle remplacée par une masse gris clair et transparente. Il n'a trouvé nulle part des traces de graisse,

[1] Voir Cruveilhier; Anat. pathol., 1856.

[2] Voir Andral; Anat. pathol., vol. III. — Faits de Léprestre, de Delmas, et enfin (Journal clinique des hôpitaux, tom. I, n° 55), encore une tumeur cérébrale formée essentiellement comme les deux précédentes de matière grasse.

[3] Virchow; Archives, tom. VIII, fasc. IV, pag. 537.

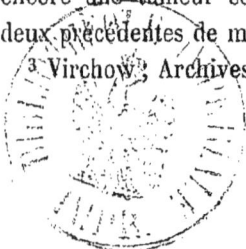

M. Laboulbène[1], dans un cas présentant à la fois
induration et ramollissement, a vu :

La substance blanche indurée présentant des granulations grisâtres, unissant les tubes nerveux à double
contour (première variété de Ch. Robin) et peu de
capillaires à granulations grisâtres sur les parois, mais
pas de graisse.

La substance blanche ramollie a présenté la matière
amorphe et des gouttelettes d'aspect huileux, formant
des traînées différentes, provenant peut-être des tubes
nerveux altérés.

Ces tubes renfermaient une substance ayant l'aspect
huileux ; les capillaires étaient plus nombreux avec de
nombreuses granulations jaunâtres, graisseuses sur
leurs parois, où elles étaient réunies en petites masses
rarement isolées. Les granulations de l'inflammation
devenaient libres par le contact de l'acide acétique, qui
dissolvait la matière amorphe unissante[2].

La substance grise n'a pas présenté de graisse.

Les racines des nerfs offrent une substance nerveuse
à teinte grisâtre, avec disparition de la forme linéaire
des fibres : les fibres semblent transformées en tissu
cellulaire. Les molécules graisseuses ont été vues interposées aux fibres primitives.

[1] Gazette médicale de Paris, 1856, n° 14.

[2] Voir Thèses de Paris, 1859 : Étude sur la paralysie musculaire
atrophique, par Seeligmann.

Les nerfs musculaires voient le nombre de leurs fibres diminuer dans l'atrophie graisseuse des muscles. On a vu le névrilème contenir un grand nombre de cellules adipeuses et des granulations pigmentaires.

M. Schneevogt a trouvé la portion cervicale du nerf grand sympathique transformée en un cordon de graisse. Des granulations graisseuses et de beaux cristaux étaient interposés entre les fibres nerveuses. La même altération se rencontrait dans un ganglion cervical inférieur et dans la portion thoracique de ce nerf[1].

Le nerf cubital gauche contient beaucoup plus de fibres normales, mais aussi beaucoup de graisse interposée aux faisceaux primitifs.

Le cœur et le diaphragme sont flasques, atrophiés et changés en graisse.

§ 4.

Parenchyme, Foie, Rate, Rein, Pancréas, etc.

Dans l'atrophie adipeuse du foie, l'organe est plus volumineux, mais il est pourtant réellement atrophié, puisque l'élément glandulaire diminue. Ce fait est commun chez les phthisiques et les oies engraissées artificiellement,

Le foie n'est susceptible que de transformation adipeuse. La granulation hépatique est remplacée ; le

[1] *Nederlandsch Lancet*, 1854, nos 3 et 4.

tissu cellulaire, intermédiaire aux granulations, reste toujours étranger à la lésion.

Un foie gras graisse l'instrument qui le coupe, tache le papier. Son poids spécifique est moindre que dans l'état sain ; il conserve l'empreinte du doigt qui le comprime ; il a peu de consistance et se déchire au plus léger effort.

Les masses adipo-séreuses qui se forment dans l'appareil biliaire, analogues au gras des cadavres, ne sont probablement que le degré le plus avancé de l'état gras du foie.

Les expériences de M. Braconnot ont démontré que le foie contient normalement une petite quantité de matière grasse ; normalement aussi, cet organe sécrète plus ou moins abondamment un autre principe gras qu'on retrouve encore aillleurs, et qui est connu sous le nom de cholestérine. Ces matières viennent-elles à être sécrétées en quantité plus considérable que de coutume, ou sont-elles modifiées dans leurs qualités, il en résulte pour le foie quelques états morbides.

M. Vauquelin a constaté que dans le foie gras existe un principe huileux auquel ces foies doivent leur aspect et la propriété qu'ils ont de graisser le scalpel. On peut facilement en retirer cette huile par l'ébullition. Tantôt on en retire quelques gouttes à peine ; tantôt la matière grasse est si abondante, qu'elle occupe plus de place que le parenchyme hépatique lui-même.

Ainsi, dans un foie gras, sur 100 parties, Vauquelin a trouvé :

huile........ 0,45
parenchyme.. 0,19
eau........ 0,56
———
100

Dans le parenchyme hépatique infiltré de graisse, il semble ne plus y avoir de sang, ou du moins on n'y trouve plus de traces de la matière colorante de ce liquide.

Quelquefois la matière grasse est réunie en masse en un point quelconque du foie ; elle y est déposée comme s'y dépose du tubercule ou du pus. On a trouvé de ces masses graisseuses entièrement formées de cholestérine [1].

On peut ainsi résumer les observations faites sur la dégénérescence graisseuse du foie, par Lereboullet [2]:

La graisse s'accumule dans les cellules biliaires elles-mêmes.

Il ne se forme pas de cellules graisseuses particulières ; car, s'il en était ainsi, on devrait trouver des cellules biliaires normales au milieu des cellules graisseuses, ce qui n'a jamais lieu.

La graisse ne se développe jamais dans les interstices.

Les cellules biliaires peuvent doubler, tripler de

[1] Voir Andral; Anat. pathol., tom. III, pag. 596.
[2] Mémoires de l'Académie de médecine, Paris, 1853, pag. 386 à 501, avec 4 planches.

volume, par accumulation de graisse, d'où augmentation du volume du foie.

Les cellules graisseuses perdent entièrement leur caractère de cellules sécrétoires biliaires ; elles ne renferment plus de granules biliaires, et la sécrétion biliaire est entravée; aussi la vésicule est-elle ratatinée et contient peu de bile.

La dégénérescence graisseuse produit une décoloration de la substance du foie, qui marche de la périphérie du lobule vers son centre, et qui donne au foie un aspect réticulé ou piqueté. Cette décoloration provient du développement des cellules graisseuses, qui compriment les veinules portales et entravent la circulation du sang dans ces veinules.

La marche de cette décoloration indiquerait que la lésion commence par la périphérie du lobule hépatique.

Le noyau des cellules normales disparaît dès que commence la dégénérescence : il en est de même des granules biliaires.

La dégénérescence se fait simultanément dans toute l'étendue du parenchyme; mais toutes les cellules n'offrent pas le même degré de développement.

Le changement des cellules biliaires en cellules graisseuses n'a pas seulement lieu dans la phthisie pulmonaire; on l'observe encore dans la tuberculose générale, dans le cancer, la cirrhose du foie, etc.

Au chapitre des lésions de sécrétion, M. Andral dit :

J'ai trouvé quelquefois des reins dont la substance corticale, pâle ou jaune, graissait notablement le scalpel qui l'incisait.

Pour produire cette sécrétion morbide, y a-t-il eu sthénie ou asthénie ? Pas plus l'une que l'autre ; ou bien, s'il y a eu irritation, il faut admettre alors une prédisposition spéciale chez l'individu.

M. Andral (vol. I, pag. 398) explique l'aspect lardacé de la membrane moyenne des veines. Il dit que ce n'est autre chose que du sang dépouillé de matière colorante et en stagnation dans les tissus.

Le pancréas est un des organes dont les altérations sont les moins communes. (Andral). Cependant, M. Cl. Bernard, en injectant une matière grasse dans son canal excréteur, a vu la partie glandulaire disparaître rapidement et complètement. Le canal seul a persisté.

Il a été vu à l'état gras.

Bernes (voir *Medico-chirurgicals transactions*, 1853) a rapporté un cas de placenta présentant la dégénérescence graisseuse.

Les mamelles, qui se surchargent si facilement de graisse, s'atrophient par compression, et le tissu glan-

dulaire lui-même est remplacé par des vésicules graisseuses.

L'utérus n'a pas été vu à l'état gras.

§ 5.

Des circonstances qui exercent leur influence sur ces altérations.

Tout organe qui n'est pas exercé diminue de volume,
de densité, d'activité vitale, et par conséquent perd
de son importance, et comme organe matériel, et
comme agent d'une fonction qui devient de plus en
plus languissante.

L'activité est la vie tout entière des muscles ; aussi
les causes générales de l'atrophie ont surtout prise sur
eux. Ces causes sont : le défaut d'exercice ou de sti-
mulation, causes diminuant l'action nerveuse ou bien
l'abord du sang artériel. Elles amènent : 1o l'atrophie
pure et simple ou par macilence ; 2o l'atrophie avec
transformation du tissu, celluleuse, fibreuse, enfin
adipeuse, période ultime. La décoloration est un degré
intermédiaire [1].

Les vésicules de graisse sont disposées autour de
chaque fibre, en proportion de leur diminution ; elles
remplissent le vide en vertu de cette loi formulée par
M. Cruveilhier, que dans un vide se sécrète de la
graisse s'il y a immobilité, et de la sérosité s'il y a
mouvement.

[1] Voir Cruveilhier ; Anat. pathol., 1856, tom. III.

Le vide est donc rempli par suite du retrait atrophique de la fibre musculaire. Il y a donc substitution de graisse au lieu de transformation.

Le même phénomène se passe dans les fibres ligneuses qui se pétrifient.

L'action nerveuse agit : 1° directement sur la nutrition ; 2° indirectement en immobilisant le muscle. Mais l'immobilité absolue seule est toute-puissante[1].

Dans l'atrophie musculaire progressive adipeuse, si bien étudiée par M. Cruveilhier, qui en a donné le premier l'anatomie pathologique, le point de départ est dans l'atrophie des racines antérieures des nerfs spinaux. Cette atrophie agit sur la nutrition avant d'agir sur la myotilité, ou bien agit à la fois sur l'une et sur l'autre.

L'atrophie graisseuse musculaire est subordonnée à la nerveuse. Il y a donc une atrophie nerveuse primitive ; il y en a une consécutive : c'est le cas du nerf optique devenu gris et transparent, lorsque l'œil ne fonctionne plus.

L'état gras des muscles, qui n'est pour M. Cruveilhier que le dernier degré de l'atrophie, arrive : 1° par immobilité de l'organe ou des parties environnantes ; 2° il est dû à une vitalité au-dessous du type physiologique et à l'absence de tout stimulus. Cette

---

[1] Broca; Exemples des pieds-bots, avril 1849.

production de la graisse est dans les atonies sécrétoires de Dupuytren.

Les os envahis par la graisse, rendus sécables, légers
et fragiles, sont sous la même loi que les muscles ;
leur vitalité est diminuée, d'où aberration de nutrition, résorption du tissu, et par conséquent vide rempli
par la graisse [1].

L'atrophie adipeuse du foie diffère en apparence de
celle du muscle. La granulation s'atrophie de dedans
en dehors, tandis que le tissu disparaît par compression de dehors en dedans, puisque la vésicule adipeuse
le presse en l'entourant et en venant se déposer dans
le tissu cellulaire ambiant. Cependant, l'état gras du
foie survient, parce que la nutrition de l'organe est
devenue moins active.

Cette opinion est peut-être hypothétique, mais elle
est déduite de cette loi qui veut que toutes les fois
qu'un organe tend à s'atrophier, une matière grasse
vienne à se sécréter autour de cet organe ou à la place
même de ses molécules [2].

La dégénération graisseuse du foie s'observe chez
les phthisiques, c'est-à-dire chez des individus dont
le sang n'est plus convenablement élaboré, et dont

---

[1] Voir, pour plus de détails, la thèse de Seeligmann, déjà citée
[2] Andral ; Anat. pathol., vol. III, pag. 598.

l'exhalation pulmonaire ne peut plus s'accomplir comme dans l'état normal.

Serait-ce parce que , chez les phthisiques , une suffisante quantité d'hydrogène cesse d'être expulsée par la muqueuse bronchique sous forme de vapeur aqueuse; que , chez eux , ce principe vient à se séparer en excès de la masse du sang au sein du parenchyme hépatique?

D'où, formation de matière grasse : c'est une hypothèse, il est vrai ; cependant , remarquons que le carbone non exhalé expliquerait la mélanose pulmonaire, et l'azote non éliminé les productions de la gravelle.

L'irritation serait hypothétique , avec perversion nutritive. Bonnet [1] met la transformation graisseuse du foie au nombre des terminaisons de l'irritation hépatique , et il la croit de nature sthénique. L'état gras du foie aurait lieu encore, d'après lui, parce que l'irritation se propage au péritoine diaphragmatique et de là au foie ; car il se déclare constamment dans la phthisie des inflammations plus ou moins étendues de la plèvre. Évidemment, ici l'irritation n'est que secondaire et provocatrice.

D'après Lereboullet, le développement de la graisse, dans les cellules du foie, paraît étroitement lié à un ralentissement dans le travail nutritif, et, par conséquent , à la combustion organique qui est la première condition de ce travail. Lorsque la quantité d'oxygène

---

[1] Bonnet ; Maladies du foie, in-8°. Paris, 1841.

absorbé est moindre qu'à l'état normal (phthisie,
tuberculose, cancers et généralement toutes les maladies de la nutrition), ou lorsque les aliments respiratoires (fécules et autres) sont dans une proportion trop
forte, la combustion de ces substances est incomplète,
et les éléments chimiques qui les composent se com-
binent pour former de la graisse qui se dépose dans
les cellules biliaires.

§ 6.

Des lipomes.

Si l'hypertrophie est douteuse dans la polysarcie,
elle est incontestable dans ce développement adipeux
circonscrit qu'on appelle lipome et qui peut acquérir
quelquefois un volume énorme. Ces tumeurs graisseuses sont formées par une multiplication exagérée
des éléments anatomiques du tissu adipeux. Il n'est
pas rare de trouver en même temps les vésicules plus
grosses qu'à l'ordinaire et atteignant ou dépassant un
dixième à un dixième et demi de millimètre de diamètre; mais ce fait s'observe aussi à l'état normal autour de la mamelle, surtout chez les femmes obèses,
et dans les tumeurs de cet organe auxquelles prennent
part les vésicules adipeuses comme élément accessoire.

La graisse étant liquide dans l'intérieur des vésicules, la pression exercée convenablement sur la tumeur peut transmettre la sensation de fluctuation

aussi franche que s'il s'agissait d'une collection de liquide.

Quelquefois la texture habituelle des lipomes est modifiée par des graisses cristallisées (cholestéatomes [1]), par l'hypertrophie des faisceaux de fibres lamineuses, qui, à l'état normal, sont accessoires dans ce tissu (c'est ce qui a fait croire à la transformation cancéreuse des lipomes, fait qui n'a jamais lieu) ; par la production de matière amorphe et d'éléments fibroplastiques entre les vésicules adipeuses, ce qui ôte, en partie ou par places, au tissu la teinte jaune.

On rencontre assez souvent, dans les lipomes, des vésicules adipeuses, soit plus petites qu'à l'état adulte, soit aussi grosses, qui sont en voie de développement, c'est-à-dire, formées d'un grand nombre de gouttes d'huile accumulées, entourées par la membrane azotée, et quelquefois ne la remplissant pas complètement, tandis qu'à l'état adulte c'est une goutte unique et homogène qui remplit complètement l'enveloppe azotée.

Le lipome est appelé quelquefois loupe graisseuse, parce qu'on le croyait, à tort, de la nature des loupes, ou représentant une phase du développement de quelqu'une de leurs variétés.

---

[1] Müller appelle ainsi des lipomes formés de couches superposées, et la plupart du temps concentriques, qui sont dues elles-mêmes à l'adossement de vésicules adipeuses, et entre lesquelles se trouve un dépôt d'une substance grasse nacrée, composée de cholestérine et de stéarine.

En résumé, ainsi que l'a fait remarquer depuis longtemps M. le professeur Boyer, l'accumulation générale ou partielle de la graisse dépend d'un affaiblissement, avec perversion spéciale de la force et des fonctions plastiques. Un sujet adulte vigoureux ; un organe dans de bonnes conditions nutritives, forment des substances fibrineuses, albuminoïdes, azotées, plutôt que de la matière grasse surabondante. Les globules, la fibrine prédominent dans le sang plutôt que les principes gras ou séreux.

COMBUSTION HUMAINE SPONTANÉE.

Cet accident a été observé en général chez des individus d'un âge avancé, d'un grand embonpoint, et dont les tissus étaient pour ainsi dire imprégnés de graisse et d'alcool, par un long abus des liqueurs spiritueuses. Cependant on a des exemples bien avérés de combustion spontanée chez des individus qui ne présentaient aucune de ces conditions.

Le corps brûle avec une flamme bleuâtre, que l'eau active souvent au lieu de l'éteindre. Tous les tissus, réduits en cendres, à l'exception de quelques pièces osseuses, ne laissent pour résidu qu'une matière grasse, fétide, une suie puante et pénétrante, un charbon onctueux et léger.

Les uns veulent que la disposition particulière de l'organisation indiquée ci-dessus soit nécessaire, et qu'un corps en ignition soit au contact, pour que la combustion ait lieu. D'autres pensent, au contraire, qu'elle peut ne dépendre que de causes internes.

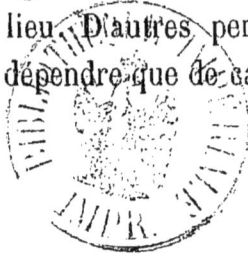

FIN.

www.ingramcontent.com/pod-product-compliance
Lightning Source LLC
Chambersburg PA
CBHW071459200326
41519CB00019B/5801